AF296228

DES

MÉLANODERMIES

ET EN PARTICULIER

D'UNE MÉLANODERMIE PARASITAIRE

PAR

Le Dr S.-Paul FABRE,

Médecin des Mines de Commentry,
Ancien interne de l'Asile national de Vincennes.

PARIS

LIBRAIRIE DE J.-B. BAILLIÈRE ET FILS

19, rue Hautefeuille, près du boulevard St-Germain.

—

1872

Je dois aussi mes plus vifs remercîments à mon maître, M. Hillairet, pour les indications qu'il m'a fournies, et à M. Noël Gueneau de Mussy, qui a bien voulu me remettre, sur les dépôts pigmentaires de la peau dans la tuberculose, une note que je suis heureux de publier.

Je commence mon travail par de courtes considérations sur la peau et l'élément pigmentaire, me souvenant que Lorry a dit :

« Si ex cognitis proprietatibus cutis, non omnia solvuntur, quæ circà morbos cutis proponi possunt problemata, plurima tamen inde intelligenda fore perspicuum est » (1).

Après un chapitre sur les mélanodermies en général, j'aborde l'étude de cette mélanodermie qui coïncide avec la phthiriase, et je donne les observations que j'en ai pu rassembler.

Dans le chapitre suivant, j'essaye de tracer un tableau comparatif des principales formes de mélanodermie, et je les mets en parallèle avec la mélanodermie parasitaire.

Enfin je consacrerai quelques pages succinctes à l'anatomie et à la physiologie pathologiques, avant de terminer par quelques mots sur l'étiologie, le pronostic et le traitement.

(1) Tractatus de morbis cutaneis. Paris, 1777.

DES MÉLANODERMIES

ET EN PARTICULIER

D'UNE MÉLANODERMIE PARASITAIRE.

CHAPITRE I.

DU PIGMENT ET DE SES ALTÉRATIONS.

Le Cat, célèbre chirurgien du dix-huitième siècle, un peu oublié aujourd'hui, peut-être à juste titre, s'est occupé un des premiers (1765), de rechercher la nature du pigment dans son « *Traité de la couleur de la peau humaine en général, de celle des nègres en particulier et de la métamorphose d'une de ces couleurs en l'autre, soit de naissance, soit accidentellement.* »

Cet ouvrage fait assurément plus d'honneur à l'imagination de l'auteur, qu'à la sévérité de ses principes scientifiques.

Pour lui, la coloration de la peau humaine serait due à une liqueur noire, qu'il appelle « *Œthiops ani-* « *mal*, et qui est le produit d'un grand développement « des houppes nerveuses et liquoreuses, ainsi que des « sucs dont elles sont l'organe. »

Fabre.   2

Assimilant cette *encre* à la couleur noire de la sèche il rappelle ensuite une observation du P. Labat sur le corps des nègres qui, après leur mort, devient plus noir qu'il ne l'était pendant la vie, et voici comment Le Cat explique ce phénomène :

« Nous avons cité, dit-il, sur ce développement (de la liqueur noire), ces maladies graves, extrêmes, qui produisent des déjections noires, parce que le genre nerveux, ses houppes, sont tombés dans une espèce de dissolution qui n'est qu'un développement forcé, outré, putride.

« Or, vous concevez que cette dissolution n'est jamais plus grande qu'à la mort, qui est l'extrême de toutes les maladies. Donc, celles-ci doivent toujours prendre cette terminaison dans les sujets et dans les organes, où il y a déjà un mécanisme naturel de ce développement et une manufacture ouverte, pour ainsi dire, de l'œthiops qui en résulte. Or, tel est le cas du nègre et de la sèche. »

Au milieu de ce fatras peu scientifique, Le Cat cite les glandes surrénales et bronchiques, comme étant « *fournies d'une liqueur noire.* » Il semble donc avoir été le premier à découvrir ou à supposer un lien entre le pigment et les glandes surrénales.

Sans chercher à éclaircir le problème de l'origine et du mode de formation du pigment ; sans vouloir affirmer qu'il provient des glandes surrénales plutôt que du foie, de la rate plutôt que du corps thyroïde et des ganglions, ou de tous ces organes ensemble, je me contenterai d'en indiquer la distribution dans la peau humaine.

Il n'entre pas dans mon sujet de m'occuper de l'étude du *derme*. Je rappellerai seulement que c'est dans la trame conjonctive du derme que se distribuent les nerfs et que rampent les vaisseaux sanguins et lymphatiques de la peau.

On sait que l'*épiderme* est composé de cellules qui sont comme tassées et d'autant plus aplaties qu'elles sont plus superficielles.

Les couches les plus profondes constituent *le réseau muqueux de Malpighi*. Ce réseau est formé d'une première couche de cellules cylindriques ou polyédriques, munies d'un noyau et dirigées perpendiculairement à la surface du derme; au-dessus, se trouvent plusieurs plans de cellules sphériques ou ovalaires, et munies encore de leur noyau.

La partie la plus superficielle de l'épiderme, ou *couche cornée*, est formée de cellules très aplaties, parallèles à la surface du derme, réparties sur des plans superposés et serrées les unes contre le autres, de façon à former une mosaïque de cellules polygonales. Dans la couche cornée, le noyau des cellules a disparu et celles-ci sont devenues à peu près transparentes.

Nous avons donc là un tissu composé exclusivement de cellules.

Avant d'en arriver à cette notion anatomique, les idées sur la nature de l'épiderme étaient passées par bien des phases

En 1662, quelques années avant la découverte de Malpighi, Schenck écrivait dans ses *Exercitationes anatomicæ* : « la plupart des anatomistes prouvent que l'épiderme n'est point une partie vivante du corps. »

Plus tard, pour Mascagni, l'épiderme n'est qu'un plexus de vaisseaux lymphatiques.

Il serait peut être intéressant de mentionner que Gall a considéré le corps muqueux comme une couche de substance nerveuse tout à fait semblable à la substance grise du cerveau et des ganglions nerveux.

Aujourd'hui la constitution cellulaire de l'épiderme est universellement reconnue, et cependant il reste encore un point controversé. Car tandis que presque tous les anatomistes, et, parmi eux, M. J. Cruveilhier admettent que les vaisseaux lymphatiques les plus superficiels siègent à la surface du derme, sous le réseau muqueux de Malpighi, «M. Küss, allant plus loin, s'appuyant sur ses travaux personnels et sur l'interprétation logique de certains phénomènes pathologiques, admet l'origine des vaisseaux lymphatiques dans l'épiderme de la peau et des muqueuses, et uniquement dans ces régions.» (Aubry, thèse de Strasbourg, 1868).

C'est dans la couche la plus profonde du réseau de Malpighi que se trouve placé le pigment.

D'après Krause, dans les régions les plus pigmentées de la peau, les parois des cellules de la couche cornée seraient elles-mêmes le siége d'une légère coloration.

Chez le nègre aussi toutes les couches de l'épiderme sont colorées. En outre, le pigment est beaucoup plus foncé ; mais sa teinte va diminuant d'intensité jusqu'au plan le plus superficiel de l'épiderme (Kœlliker).

Le pigment se présente sous forme de granulations d'une couleur variant du jaune au noir, et constituées par une matière qui a reçu le nom de *mélanine*.

Ces granulations entourent les noyaux des cellules. Elles se trouvent en plus grand nombre et plus foncées à la peau du mamelon, du scrotum, de la vulve ; elles sont surtout accumulées dans la choroïde, l'iris et les procès ciliaires.

Quand on met ces granulations en liberté dans un liquide, elles sont animées, sous le champ du microscope, d'un mouvement amiboïde très-rapide.

On admet généralement (Jules Béclard, Anat. gén.) que le pigment est dû à une série de transformations de l'hématosine, mais cette opinion n'est pas encore universellement adoptée.

La nature du pigment étant si peu connue, les altérations du pigment ne le sont pas davantage. Jusqu'ici on ne peut guère décrire que les altérations dans la quantité du pigment et dans l'intensité de sa coloration.

Les maladies de l'élément pigmentaire peuvent être divisées en deux grandes classes, et dans la première, on rangerait les maladies où il y a excès de pigmentation, les *mélanopathies* ; la seconde classe comprendrait sous le nom de *leucopathies*, les cas où il y a *diminution ou défaut de l'élément pigmentaire*.

1° Dans les mélanopathies, il peut y avoir localisation du pigment, soit *dans le sang, soit dans les viscères* ou d'autres tissus normaux, *soit dans la peau, soit dans des tumeurs anormales*.

Le premier groupe serait constitué par la *mélanémie*.

Le second groupe comprendrait les diverses *mélanoses* viscérales ou généralisée.

Le troisième groupe formerait les *mélanodermies* ou les différentes espèces d'affections dyschromateuses par excès.

Enfin, dans le dernier groupe, seraient rangés les mélanomes, les tumeurs mélaniques (1).

2° La seconde classe, celle dès leucopathies comprend plutôt des difformités que des maladies : l'albinisme, l'achromie de M. Bazin, le vitiligo.

Je bornerai mon étude aux mélanodermies plus ou moins généralisées, en m'attachant spécialement à décrire une forme de maladie bronzée dans laquelle cette coloration me paraît due à la présence de parasites animaux.

Je m'efforcerai ensuite de séparer cette forme des autres mélanodermies, de la mélanodermie d'Addison, comme des mélanodermies tuberculeuses, de la mélanodermie cancéreuse, comme de la mélanodermie de M. Fauvel, etc.

(1) D'après M. Robin, dans les mélanoses du poumon, des ganglions bronchiques, etc., la couleur noire serait toujours due à des particules de charbon. Pour MM. Cornil et Ranvier, dans la mélanose simple, si commune chez le cheval, comme dans les sarcomes et les carcinomes mélaniques, la pigmentation est formée par des granulations spéciales. « Il faut bien se garder, disent-ils, de confondre les granulations mélaniques qui sont noires d'emblée avec le pigment sanguin qui passe par différentes colorations avant de devenir noir, et avec les fragments de charbon ; ceux-ci sont anguleux. tandis que les granulations mélaniques sont sphériques. » (Manuel d'histologie pathologique, p. 323.)

CHAPITRE II.

Dans les cas où elle n'est pas une difformité congénitale, la mélanodermie n'est, en général, qu'un symptôme.

Il est important de bien faire ressortir cette notion, parce qu'elle me paraît avoir déjà été la source de plusieurs erreurs.

Si l'existence même de la maladie d'Addison a ete révoquée en doute et même niée (1), c'est peut-être au nom impropre ou au moins insuffisant de *maladie bronzée* dont on se sert trop souvent pour la désigner qu'elle en est redevable.

En effet, la teinte bronzée de la peau n'est assurement qu'un des symptômes de cette maladie, symptôme qui frappe facilement les yeux, mais qui me semble n'être qu'accessoire, puisqu'il lui est commun avec un grand nombre d'autres affections.

M. Fauvel est le premier qui, en 1863, ait employé le mot de mélanodermie. Ce mot était juste pour le cas spécial auquel il l'appliqua.

Je continuerai à m'en servir pour désigner les cas de coloration exagérée de la peau, quoique, dans la plupart de ces cas, la peau soit loin d'être noire.

M. Jaccoud m'en a d'ailleurs déjà donné l'exemple quand il a proposé d'appeler *mélanodermie asthénique* la maladie d'Addison.

Et, du reste, « *il n'est que de s'entendre* » comme eût

(1) Bazin, Teissier (de Lyon), Eugène Landois, thèse de Paris, 1866 ; d'Hurlaborde, thèse de Paris, 1868 ; Béhier, Leçons cliniques de l'hôpital de la Pitié, in Union médicale, n. 46, 50 et 52, 1872.

dit P.-L. Courier, et je préfère employer un mot peu exact, quelquefois, quant à l'étymologie, mais bien défini, que chercher à encombrer la science d'un nom nouveau.

Les formes sous lésquelles la mélanodermie se présente sont nombreuses et les conditions de son développement ne sont pas moins variées.

On peut admettre, chez le blanc, deux grandes classes de mélanodermies :

1° Les mélanodermies dans lesquelles l'altération de la couleur est due à l'augmentation du pigment et qui pourraient être appelées *mélanodermies vraies.*

2° *Les pseudo-mélanodermies* dans lesquelles la coloration résulte, soit d'une imbibition des tissus par des substances absorbées : indigo et aniline, nitrate d'argent ; ou par des matières accumulées dans l'épiderme : coloration verte des ouvriers qui travaillent le cuivre ; soit à une sécrétion anormale (je veux dire la chromhydrose) ; soit encore à des nævi vasculaires.

Erasmus Wilson (1) a donné le nom de *dyschromatodermies* aux colorations anormales de la peau ; il en admet quatre formes : la noire, la blanche, la jaune et la bleue. Il admet que le brun est produit par le mélange du pigment noir et du jaune.

Cette classification n'est-elle pas un peu artificielle? Ne s'appuie-t-elle pas trop sur des nuances?

H. Meissner l'a reproduite dans son travail sur les maladies pigmentaires (2) :

(1) The student's Book of Cutaneous medicine and diseases of the skin. London, 1865 ; et Brit. med. journ , 1863, jan. 3 et 10.

(2) Meissner. Ueber Pigmentkrankheiten , namentlich ueber Pigmentgeschwülste , lungenmelanose und Addison'sche Krankheit. In Schmidt's Jarbücher, 1865, B. 126 S. 99.

« Le pigment est noir dans la mélanopathïe, *melasma* ou *negredo cutis*, *ephelis*, *stearrhoea nigricans*; blanc dans la *leucopathie*, *leucosma* ou *alphosis* et *l'albinisme*; jaune, dans la *flavedo cutis*, *lentigo*, *stearrhoea flavescens*; bleue dans la *cyanopathie* cutanée, de Billard d'Angers ; brun, ou parfois aussi verdâtre par le mélange du noir et du jaune, dans le *chloasma* et dans la *Fuscedo cutis*. »

La plupart des dermatologistes français ont fait une classification plus anatomique.

Notre maître, le professeur Hardy (1), divise en six ordres sa classe des *Macules et difformites* ; ce sont les maladies :

1° De l'appareil chromatogène ;
2° De l'appareil vasculaire ;
3° De l'appareil folliculaire ;
4° De l'appareil papillaire ;
5° De l'appareil épidermique ;
6° Du derme.

Son premier groupe, celui qui comprend les lésions de l'appareil chromatogène, est subdivisé, à son tour, en six genres : les nævi pigmentaires, le lentigo, les éphélides, la nigritie, le vitiligo et l'albinisme.

Quant à M. Bazin (2) il range les altérations de la couleur de la peau dans la classe des difformités qu'il divise en deux ordres : 1° les difformités provoquées, ou de cause externe (éphélide ignéale, tatouage, teinte ardoisée produite par l'absorption du nitrate

(1) Hardy, Leçons sur les maladies de la peau, taches, difformités, maladies accidentelles, parasitaires, rédigées et publiées par Garnier. Paris, 1859.

(2) Bazin, Leçons théoriques et cliniques sur les affections cutanée artificielles et sur la lèpre, les diathèses, le purpura, les difformités de la peau, etc., publiées par Guérard. Paris, 1862.

d'argent, teinte bleue des ongles déterminée par l'absorption de l'indigo ; 2° les difformités spontanées, ou de cause interne, divisées en cinq sections, dont la première comprend les difformités maculeuses.

Les difformités maculeuses sont, à leur tour, subdivisées en 1° pigmentaires ; 2° hématiques.

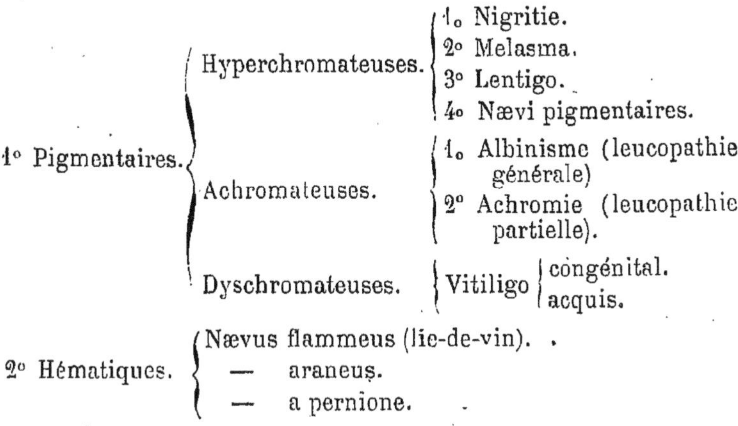

Les mélanodermies peuvent être congénitales ou acquises ; les unes et les autres peuvent être circonscrites ou diffuses.

Au point de vue spécial où je me place dans ce travail, cette distinction est on ne peut plus importante ; car elle est destinée à simplifier et à faciliter la diagnostic en permettant d'élaguer de suite un grand nombre de mélanodermies.

Mélanodermies congénitales. — Les mélanodermies congénitales ne sont que des difformités ; elles ne se rattachent à aucun état général pathologique, elles ne sont le symptôme d'aucune maladie.

Les nævi pigmentaires sont, avec le lentigo, les deux principales variétés de mélanodermies congénitales.

Le *lentigo*, vulgairement appelé taches de rousseur,

est une affection habituellement congénitale, mais pouvant survenir parfois quelque temps après la naissance.

Le lentigo est constitué par de petites macules ayant la forme et les dimensions d'une lentille.

Elles ne font pas de saillie à la surface de la peau, et possèdent une couleur brune plus ou moins pâle ; on les a comparées aux écailles du son.

Ordinairement indélébiles, ces taches siégent le plus souvent à la face et aux autres parties découvertes.

Les *nævi pigmentaires*, presque toujours congénitaux, eux aussi, présentent des taches de dimensions variables, saillantes, souvent velues et plus foncées, plus étendues, mieux circonscrites, et moins nombreuses que celles du lentigo.

Il existe encore une forme congénitale de *vitiligo*, qui, quelquefois, offre, à côté de plaques décolorées des points surchargés de pigment.

Rappelons que l'on rencontre une forme d'*ichthyose noire* qui est aussi une difformité congénitale et permanente, mais de plus héréditaire.

« L'ichthyose noire, dit le professeur Hardy (*Clinique photographique des maladies de la peau*), affecte ordinairement la forme de plaques irrégulières. Ces plaques sont formées par la juxtaposition d'un grand nombre de productions épidermiques arrondies, dures et d'une coloration plus ou moins noire ; tantôt générale, tantôt localisée au tronc et aux membres, l'ichthyose respecte toujours les aisselles, la peau des mains, la plante des pieds, » qui sont les seuls points du corps où se fasse la transpiration cutanée.

Enfin, pour être complet, nous devons signaler une forme congénitale de nigritie.

Mélanodermies acquises. — Les mélanodermies acquises sont bien plus nombreuses et, pour nous, bien plus importantes à étudier; on peut les diviser en deux groupes : *les mélanodermies de cause externe et les mélanodermie de cause interne.*

Les premières comprendraient les diverses formes de pityriasis, spécialement le pityriasis versicolor et le pityriasis nigra; le chloasma des femmes enceintes, qui, d'après M. Bazin, serait toujours parasitaire; certaines éphélides, le hâle, les cicatrices des vésicatoires. — Enfin, nous y ajouterons une forme que nous nous proposons de décrire d'une façon spéciale, la mélanodermie phthiriasique; et cette dernière est, dans le groupe des mélanodermies de cause externe, la seule qui soit diffuse.

Dans le second groupe : *mélanodermies de cause interne,* on doit signaler la maladie d'Addison, les mélanodermies cachectiques, liées soit à la tuberculose, soit au cancer, soit à la scrofule, soit, peut-être aussi, à l'intoxication paludéenne, et l'ictère noir (?).

Ces formes sont toujours généralisées, ou, du moins, n'ont pas de localisation nécessaire.

Parmi les mélanodermies de *cause interne, habituellement circonscrites,* on peut citer les syphilides pigmentaires, le masque des femmes en couches, le mélasma, la carate des pays chauds, les éphélides scorbutiques d'Alibert, cette espèce de vitiligo qu'Érasmus Wilson a récemment décrite sous le nom de *morphea nigra,* la pellagre et aussi cette pseudo-pellagre des aliénés dont M. le professeur Tardieu, au nom du Comité consultatif d'hygiène disait, en 1859 :

« Nous ne nous arrêterons pas à ces prétendus cas de pellagre endémique dans les asiles d'aliénés, signalés par un médecin dont la commission a examiné les recherches.

« Jamais ne s'est montrée plus évidente la confusion entre des espèces morbides différentes. Ces derniers faits, en particulier, qui se rapportent à ces érythèmes des extrémités, et à ces diarrhées cachectiques qui se montrent dans la période ultime des formes dépressives de la folie : démence, paralysie générale, stupidité lypémaniaque, n'ont pas le moindre rapport avec la véritable pellagre. »

Il resterait encore quelques autres variétés de mélanodermies de cause interne que nous n'avons pas signalées, parce qu'elles sont tantôt circonscrites et tantôt diffuses, comme la nigritie acquise, certaines éphélides des femmes enceintes, et les colorations de la peau que l'on observe dans la sclérodermie.

Quant aux teintes ardoisée et bleue, produites par l'absorption du nitrate d'argent et de l'aniline, quant aux colorations professionnelles résultant de l'imbibition des tissus par une matière colorante, ou devenue colorante à la suite d'une transformation chimique, comme cela se produit chez les ouvriers qui travaillent le cuivre ; ces altérations de la couleur de la peau rentrent dans notre grande classe des pseudo-mélanodermies.

CHAPITRE III.

D'UNE MÉLANODERMIE COÏNCIDANT AVEC LA PHTHIRIASE.

Qu'un homme reste exposé, plus que de coutume, aux ardeurs du soleil, ou qu'il aille passer quelques semaines aux bords de la mer, il brunira.

Il suffit de regarder la poitrine d'un convalescent de pleurésie pour distinguer facilement les points où un vésicatoire a été placé, par la teinte foncée que la peau garde à ce niveau.

Une jambe qui porte des varices, autrefois ulcérées, conserve, longtemps après la cicatrisation, une teinte brune très-marquée.

Un eczéma des jambes, un eczéma des bourses, laissent aussi une abondante pigmentation à la place qu'ils occupaient, et un fréquent usage des chaufferettes finit par amener, chez certaines femmes, à la face postéro-interne des membres inférieurs, ces plaques colorées qui constituent l'éphélide ignéale.

Ces causes si diverses ont cependant agi sur la fonction pigmentaire de la même façon. Elles l'ont excitée, et que ce soit par l'intermédiaire d'une circulation cutanée plus active, ou par l'entremise des nerfs qui président à la nutrition comme à la formation du pigment, le résultat a été le même : il y a *surpigmentation* de la peau.

Il est d'autres causes qui, agissant encore plus directement sur l'épiderme, peuvent produire ce même effet.

La coloration brunâtre ou jaune-verdâtre qui caractérise les plaques du *pityriasis versicolor*, est due, on le sait, à un parasite végétal, le *microsporon furfur*.

D'après Küchenmeister, ce parasite se maintient exclusivement dans la couche cornée de l'épiderme.

Pourquoi des parasites animaux n'arriveraient-ils pas à produire une excitation suffisante pour amener, elle aussi, une accumulation de pigment dans les cellules épidermiques ? Telle est la question qui me semble se poser d'elle-même quand on lit l'observation suivante (1).

OBSERVATION I.

Phthiriase. — Mélanodermie consécutive.

La nommée A... (Marie) âgée de 65 ans, lingère, est admise le 17 mars 1870, à la Charité (annexe), salle Saint-Joseph, numéro 21, dans le service de M. A. Ollivier.

Son père et sa mère sont morts dans un âge très-avancé, et, à sa connaissance, n'ont jamais eu de maladies de la peau.

Elle a eu un enfant et fait deux fausses couches. A part quelques indispositions, sa santé a toujours été bonne. Elle nie tout excès alcoolique, et on ne découvre chez elle aucun accident syphilitique.

Il y a un an environ, elle fut réduite, en raison de l'extrême modicité de son gain, à élire domicile dans un grenier malpropre. Au bout de peu de temps, *elle fut couverte de poux*, qui donnèrent lieu à une éruption prurigineuse et à plusieurs furoncles.

Au moment de son entrée à l'hôpital, on constate, indépendamment de la phthiriase, une coloration bronzée de tout le corps, très-marquée au niveau des régions sous-claviculaires, au-dessous des seins et à la partie supérieure du dos, bien moins marquée, au contraire, à la face, aux mains, aux jambes et aux pieds.

(1) M. Bazin, dans ses *Leçons sur les affections cutanées parasitaires* (1862) avait déjà dit que, dans les cas les plus sérieux de phthiriase, la peau présente « une couleur bronzée de mauvais aspect, et exhale une sueur fétide. »

Cette coloration est d'un brun noir luisant, excepté en certains points, régions sous-claviculaires, face antérieure des avant-bras, où l'on remarque de véritables squames.

La peau est partout sèche ; la transpiration paraît supprimée.

Ni les ongles, ni les sclérotiques ne présentent de coloration anormale. La muqueuse buccale a sa couleur habituelle.

La malade a presque perdu le sommeil : elle ne fait que se gratter ; elle se déchire la peau avec ses ongles. Malgré ses souffrances qui, dit-elle, sont horribles, elle a conservé un bon appétit. Quatre portions lui suffisent à peine.

L'examen des divers appareils ne révèle rien de particulier, si ce n'est un peu de catarrhe bronchique. Sous l'influence de bains répétés, les poux disparurent et la mélanordermie diminua d'une façon notable. La malade se sentant mieux, voulut quitter l'hôpital au bout d'un mois.

On remarquera que la malade qui fait le sujet de l'observation que l'on vient de lire, n'était soumise à aucune diathèse. Sa santé avait toujours été bonne, son appétit s'était conservé, et bien que ses affreuses insomnies eussent pu l'affaiblir, son état général était resté bon.

Ainsi, nous trouvons dans ce cas une mélanodermie qui ne coïncide qu'avec la phthiriase. Dans aucun système organique on ne rencontre de complications, et, s'il est permis de rappeler les paroles d'Hippocrate : « Naturam morborum ostendunt curationes », la rapidité avec laquelle les bains ont suffi pour améliorer l'état de la malade, démontre assez que cette teinte n'avait pas d'autre cause que la présence des poux.

Cette malade n'était pas encore sortie de l'hôpital que, dans la même salle, un nouvel exemple de mélanodermie parasitaire se présenta

Observation II.

La nommée H... (Françoise) âgée de 86 ans, ancienne marchande des quatre-saisons, est admise, le 13 avril 1870, à l'Annexe-Charité, salle Saint-Joseph, numéro 12, service de M. Ollivier.

Son père et sa mère n'ont jamais eu de maladie cutanée semblable à celle qui l'amène à l'hôpital ; ils semblent avoir succombé l'un et l'autre à une affection cardiaque.

Elle a eu quatre enfants qui se portent bien et l'aident à vivre aujourd'hui.

Sous le rapport du logement et de la nourriture, elle a toujours été dans des conditions satisfaisantes. Elle n'a jamais fait d'excès alcooliques.

Ses antécédents pathologiques se réduisent à quelques accidents sans gravité.

Au printemps de 1866, elle a éprouvé, pour la première fois, des démangeaisons sur diverses parties du corps, tantôt sur le dos ou sur l'abdomen, tantôt sur les bras et sur les cuisses. Ces démangeaisons étaient tellement vives, qu'elle se déchirait la peau avec les ongles et ne pouvait goûter aucun repos.

Très-soigneuse, autrefois, de sa personne, elle avoue que dans ces dernières années, elle a complétement négligé les soins de propreté, et qu'elle a eu des poux à plusieurs reprises. Un médecin, consulté, lui fit prendre des bains, lui disant qu'elle avait une affection de la peau, tenant à son grand âge. D'après les traces qu'elle porte, on est en droit de supposer qu'il a voulu parler d'un *prurigo senilis*.

Lorsqu'elle est arrivée à l'hôpital, la saleté de son linge nous a frappés. Voici ce qu'un examen plus complet de la malade nous a révélé :

La peau de la face, des mains et de la région dorsale des pieds, est lisse et blanche. Tout le reste du corps, au contraire, présente une coloration uniformément *bistre*, plus accusée, cependant, au niveau de l'abdomen, du dos et de la face interne des cuisses.

Les plis articulaires ne sont ni plus ni moins colorés que les parties voisines.

L'épiderme, en ces points, est épais et rugueux. Sur toute la surface du corps, la peau est sèche, les sueurs sont nulles.

Il existe, çà et là, et surtout dans le dos, des traces de pru-- rigo, avec la tache rouge noirâtre qui surmonte les papules.

Les régions où siégent actuellement les démangeaisons les plus vives, le dos et les bras, sont sillonnées de traînées plus blanches, dues au *grattage*, comme si la couche superficielle des cellules épidermiques était seule plus pigmentée.

Les démangeaisons sont tellement vives pendant la nuit, qu'elles empêchent la malade de dormir.

Malgré cet état, l'appétit est bon, les digestions sont faciles et les selles régulières.

Le foie et la rate paraissent normaux ; les urines ne con- tiennent ni albumine, ni sucre.

Il n'y a pas de toux, et le cœur seul présente quelques irré- gularités, mais sans bruit de souffle.

Il existe un peu de tremblement sénile et de surdité. Les facultés intellectuelles sont intactes.

Le traitement consiste dans l'administration de bains ami- donnés, tous les deux ou trois jours, et dans l'emploi des toni- ques sous toutes les formes.

Sept semaines après son entrée, la malade sortait bien amé- liorée ; les démangeaisons étaient disparues et la couleur bistre de la peau était notablement pâlie.

Dans ces deux premières observations, on peut noter plusieurs points qui leur sont communs.

Chez l'une et l'autre de ces malades, les parties ha- bituellement découvertes sont, de toute la surface du corps, les moins colorées. Chez la seconde même, la peau de ces régions était parfaitement « lisse et blan- che », tandis que dans tout le reste du corps, la pig- mentation se trouvait fortement accusée, plus intense, néanmoins, à certaines régions, comme la région dor- sale, ordinairement recouverte et peu exposée au frottement.

A l'encontre de ce que l'on observe fréquemment dans la maladie d'Addison la muqueuse buccale ne présentait pas ces taches foncées que l'on a justement comparées à celles qui tapissent la muqueuse palatine de certains chiens de race.

Ces diverses remarques s'appliquent également bien à deux autres cas que nous avons eu l'occasion de voir cette même année, toujours dans le service de M. Ollivier, et dont malheureusement les observations détaillées n'ont pas été conservées.

C'était d'abord un polyurique âgé de 45 ans, bien portant malgré sa polyurie, et qui avait même de l'embonpoint.

La teinte bronzée de sa peau était survenue après avoir couché pendant plusieurs mois dans un grenier, sans changer de linge. Il était encore couvert de poux au moment de son entrée à la salle Sainte-Anne.

Dans la même salle, quelques semaines après, se trouvait un autre homme, âgé de 52 ans, qui était entré à l'hôpital pour une bronchite chronique.

Son état général était satisfaisant, pas de maigreur. Il avouait avoir eu des poux à diverses reprises avant le développement de la coloration anormale de la peau.

Ces quatre exemples de mélanodermie coïncidant avec la phthiriase, présentent tous ce même caractère, qu'ils ont été observés sur des sujets bien portants, en somme, et nullement cachectiques.

C'est surtout cette considération qui nous a fait rattacher chez eux la mélanodermie à une excitation externe, de cause parasitaire.

Il n'est pas à dire, cependant, que cette forme de mélanodermie ne puisse aussi survenir sur des personnes débilitées. Il ne nous répugne même pas d'admettre qu'un état de faiblesse générale ne soit un ter-

rain bien plus favorable au développement et à
l'action des parasites animaux, et à ce propos, M. Ollivier nous rappelait le cas suivant, qu'il a observé à
l'Hôtel-Dieu, alors qu'il était chef de clinique :

Armand Gillet avait été frappé tellement de l'état
d'affaiblissement du malade, qu'il avait recueilli cette
observation pour en faire la base de sa thèse sur les
mélanodermies par privations. (Thèse de Paris, 1869).

OBSERVATION III.

. Lepried, chiffonnier, âgé de 44 ans, entré le 11 février
1867, est couché au numéro 27 de la salle Sainte-Jeanne,
dans le service de M. Fournier.

Depuis trente-deux ans qu'il habite Paris, sa santé a toujours été parfaite ; il ne peut donner aucun renseignement
sur ses parents qu'il n'a pas connus, ni sur la maladie d'un
enfant mort depuis quelques années : pas d'antécédents syphilitiques.

Jusqu'en 1850, le malade a vécu dans de bonnes conditions
hygiéniques ; mais, à partir de cette époque, des revers de
fortune changèrent complétement sa manière de vivre ; le
logement qu'il habitait, donnant sur une cour, était sombre
et mal aéré ; sa nourriture malsaine, exclusivement composée
de légumes, quelquefois, mais rarement, de charcuterie, était
insuffisante pour réparer ses forces. Il lui arrivait souvent,
dit-il, de se coucher sans avoir déjeuné. Il buvait fréquemment du vin, mais la quantité ne dépassait jamais deux litres
par jour. La dose modérée d'eau-de-vie qu'il prenait parfois,
le matin, montre que cet homme n'avait aucune habitude
d'ivrognerie. Les fatigues excessives auxquelles il était assu-
jetti, le plus souvent vingt-quatre heures par jour, ne pou-
vaient pas être compensées par les quelques heures de repos
qu'il prenait, étendu sur les dalles de sa chambre. Toutes ces
privations et ces fatigues, encore augmentées au commencement de l'hiver, amenèrent cette débilitation profonde dans
laquelle le malade est tombé depuis plusieurs semaines.

Notons une diarrhée survenue dans le mois de décembre dernier et qui a duré six semaines ; les selles très-abondantes (jusqu'à vingt par jour), étaient liquides et présentaient une coloration noirâtre que le malade a comparée à de l'encre.

Environ depuis le mois de janvier, cet homme se plaint d'une toux très-fatigante, survenant par accès, principalement pendant la nuit, et d'une oppression très-notable au moindre effort musculaire. Il a maigri un peu ; mais ce qui l'a surtout frappé, c'est la perte graduelle de ses forces et la coloration foncée des téguments ; ses jambes, ses pieds, ses joues et la face dorsale de ses mains ont été le siége d'uu œdème peu intense. A part cette diarrhée signalée plus haut, l'appareil digestif a fonctionné normalement. Pas de vomissements, pas de douleurs abdominales.

25 février. — *Etat actuel*. — Ce qui, tout d'abord, appelle l'attention en découvrant le malade, c'est la coloration de la peau. La face est pâle, terreuse, les yeux sont enfoncés dans l'orbite. La peau de la poitrine offre une teinte assez foncée, elle est parsemée, de même que celle de l'abdomen et du dos, de petites taches bistrées dues à des cicatrices. Les aisselles, les parois latérales du thorax et la partie interne des bras présentent une nuance brunâtre qui rappelle celle du noyer et qui va, en diminuant d'intensité, se perdre sur la face antérieure des côtes, aux hypochondres et aux coudes ; de sorte que les téguments qui recouvrent le sternum et les cartilages costaux sont seulement d'une teinte jaunâtre. Sur le ventre, au-dessus et au-dessous de l'ombilic, on aperçoit deux bandes très-foncées, présentant sur plusieurs points des plaques de rembrunissement et qui s'étendent dans les flancs, les lombes et plus bas, jusqu'au niveau de la verge. La cicatrice ombilicale est elle-même colorée. La peau de la partie supérieure des cuisses offre une teinte très-accentuée, qui disparaît en avant vers les genoux et en arrière dans le creux poplité. A la partie postérieure du cou, on remarque par îlots mal circonscrits la coloration bronzée ; le dos, les reins, les fesses, la partie postérieure du sacrum et la rainure interfessière offrent une nuance très-accentuée. Cette teinte se remarque encore sur les hanches, aux régions trochantériennes, où elle se confond avec celle de la cuisse.

La peau des mains, des avant-bras, des jambes et des pieds est sèche et jaunâtre ; les ongles n'offrent aucune coloration particulière. Les muqueuses, seulement décolorées, ne sont le siége d'aucun dépôt pigmentaire ; les gencives sont bordées d'un liséré grisâtre.

Ajoutons que sur tout le corps on voit des papules dues à la présence de *pediculi*, indépendamment des excoriations et égratignures produites par le grattement.

Le thorax a sa conformation régulière ; la toux persiste ; l'expectoration est difficile, les crachats sont muqueux et très-aérés. A la percussion, on constate une exagération de la sonorité en avant et à droite ; l'auscultation révèle une respiration faible, des râles sibilants et muqueux en arrière dans les deux poumons. Les vibrations sont conservées.

Les fonctions digestives n'offrent rien à noter ; le malade a bon appétit, il digère facilement, ne ressent aucune douleur ; seulement, on remarque à la région épigastrique un ballonnement, marqué surtout de chaque côté de la ligne médiane. Le foie a augmenté de volume ; à la percussion, il déborde de deux travers de doigt les fausses côtes. En palpant la paroi abdominale, on sent des inégalités et des bosselures.

Les battements du cœur sont normaux ; léger bruit de souffle au premier temps et à la base, se prolongeant dans les vaisseaux du cou ; pouls régulier, petit et faible.

Le malade transpire abondamment toute la nuit ; la sueur n'occupe que la partie inférieure du tronc.

Les urines, d'une teinte pâle, n'ont donné, à l'analyse, ni sucre, ni albumine.

La région lombaire n'est le siége d'aucune douleur spontanée ni à la pression.

Les fonctions du système nerveux et les organes des sens n'ont subi aucune atteinte. Le malade se plaint d'un léger affaiblissement de la vue qui daterait du commencement de de sa misère.

Amaigrissement notable. La faiblesse est tellement grande que le malade ne peut se rendre au bain sans se reposer plusieurs fois.

L'œdéme persiste aux membres inférieurs.

Régime tonique, bains tous le deux jours.

26 février. Pendant la nuit, le malade est réveillé par une

douleur très-vive siégeant dans l'hypochondre droit, immédiatement au-dessous des côtes, s'irradiant vers la poitrine et
augmentant d'intensité pendant les mouvements respiratoires.
Cette douleur n'existe plus le lendemain à la visite.

- Les 27 et 28. Le malade se trouve mieux; la transpiration
est toujours abondante et les accès de toux très-répétés.

1ᵉʳ mars. La douleur reparaît plus vive; elle s'étend en cein-
ture le long du bord antérieur du foie; la percussion est impossible, l'appétit est perdu, soif plus intense; la bouche est
pâteuse, la langue sale, l'oppression plus grande. On applique
quatre ventouses scarifiées sur le point douloureux.

Le 2. Ces symptômes ont disparu; la douleur persiste, mais
limitée et ne se manifestant qu'à la pression ou dans une
forte inspiration.

Du 4 au 8. Il semble au malade que les forces augmentent,
car il revient du bain sans se reposer. Les taches situées sur
l'abdomen présentent un phénomène particulier : si on les re-
garde à contre-jour, elles sont recouvertes d'une poussière
blanche très-ténue, que l'on enlève par le frottement avec la
plus grande facilité.

Le 8. La douleur est complétement disparue.

Le 9. Le malade prétend avoir ressenti pendant la nuit,
dans l'hypochondre gauche, une douleur analogue à la première; le matin, cette douleur a cessé; l'expectoration est
plus difficile, les accès de toux plus fréquents et la voix plus
faible.

Le 10. Malaise général, lassitude dans tous les membres.
Quelques bains de pied sinapisés dissipent tout cela.

Le 15. Le foie a repris son volume normal; on entend toujours des râles sibilants et sous-crépitants disséminés dans
l'étendue des poumons. Le bruit de souffle a disparu, mais il
persiste dans les vaisseaux du cou.

Le sang, examiné au microscope par M. Ollivier, le chef de
clinique, ne présente pas les caractères de la mélanémie; les globules blancs ne paraissent pas augmentés. L'urine est toujours
normale.

Le 16. Le malade est pris d'une diarrhée qui dure depuis
deux jours.

Le 18. Le malade demande à quitter l'hôpital pour aller à
Vincennes. Voici son état: La coloration bronzée de téguments

a diminué d'intensité sur tous les points du corps, la poussière qui recouvrait l'abdomen a complétement disparu, les muqueuses sont toujours décolorées, les yeux sont moins enfoncés, la face a repris une teinte plus rosée. En un mot, la physionomie du malade annonce une notable amélioration.

OBSERVATION IV.

A la même époque se trouvait dans la salle voisine, service de M. Barth, un malade dans des conditions analogues à celle de Lepried. C'était un homme de 45 ans, marchand de chevaux, qui depuis quelques semaines vivait dans la misère et n'avait d'autre habitation que les carrières d'où la police l'avait tiré pour le conduire à l'Hôtel-Dieu. Amaigri, épuisé par ces longues privations, il offrait sur tout le corps, le visage excepté, une coloration brune rappelant par ses caractères celle du précédent, mais beaucoup plus intense ; cette pigmentation ne datait que du commencement de sa misère. Cet homme, couvert de poux, était en proie à de vives démangeaisons. Soumis à un régime tonique, il reprit peu à peu ses forces, et quelques semaines après son entrée il fut remis entre les mains de la police dans un état satisfaisant ; sa coloration avait pâli, mais persistait toujours (1).

Dans ces deux derniers cas, on remarquera que les caractères de la mélanodermie sont tout à fait identiques à ceux que nous avons constaté dans nos observations personnelles.

Chez ces deux sujets, le corps était couvert de poux. Chez tous les deux, c'était le visage qui était le moins coloré. Malgré leur état de faiblesse, aucun des systèmes de l'organisme n'était profondément troublé. Il y avait chez eux une extrême débilitation, mais pas une vraie cachexie, dans le sens que l'on donne habi-

____

(1) Gillet, thèse de Paris, 1869.

tuellement à ce mot. Et la rapidité avec laquelle la coloration de leur peau a pâli, achève de rapprocher ces deux faits de ceux sur lesquels s'appuie notre opinion.

En 1861, Boucher de la Ville-Jossy, avait déjà fait, à la Société médicale des hôpitaux, une communication sur deux cas de coloration exagérée de la peau, qu'il considérait comme étant liée à un état cachectique (Bulletin de la Société médicale des hôpitaux de Paris, t. V, n° 1, séance du 27 février 1861).

La présence des poux n'est mentionnée dans aucun de ces cas. A-t-on oublié, dans l'interrogatoire, de s'informer s'il en avait existé, ou a-t-on jugé inutile de l'indiquer ?

Le fait est que Boucher de la Ville-Jossy, signale dans les deux cas l'existence d'un prurigo généralisé et de démangeaisons assez vives pour que le premier eût, *disséminées sur le tronc et les membres, des croûtes produites par les ongles.*

Or, on sait combien le prurigo pédiculaire est plus fréquent que les autres formes de prurigo.

La grande similitude existant entre les faits cités par Boucher de la Ville-Jossy et les nôtres, dans leurs symptômes, leur marche, et leur terminaison, nous engage à rapprocher sa principale observation de celles que nous avons déjà produites.

OBSERVATION V.

Le nommé Meum (Antoine), âgé de 46 ans, piqueur de moellons, entre à l'hôpital Saint-Antoine, salle Saint-Louis, n° 25, le 25 janvier 1861. D'une constitution robuste, d'une bonne santé habituelle avant le mois de décembre dernier,

Meum n'a jamais eu la syphilis ni aucune maladie grave, n'a pas été sous l'influence d'une diathèse quelconque, n'a subi aucun traitement spécial au nitrate d'argent ni autre. Il accuse seulement quelques bronchites dans les derniers hivers, mais ne laissant aucune trace à leur suite, et parfois des douleurs lombaires qu'expliquent la position toujours courbée et le travail pénible que nécessite son métier.

Forcé, dans les premiers jours de décembre 1860, de travailler pendant les dernières inondations dans un chantier où il ne parvenait qu'en traversant à pied des terrains couverts d'eau, Meum vit bientôt sa santé s'altérer. Il éprouva un notable affaiblissement des forces, une fatigue musculaire prononcée; de la fièvre survint avec perte d'appétit, sans diarrhée ni vomissements; seulement il existait de la toux. Tous ces phénomènes, s'aggravant par une marche toujours croissante, Meum est obligé d'entrer à l'hôpital.

Ce qui frappe tout d'abord, c'est l'aspect profondément cachectique offert par le malade. Petit de taille, très-amaigri, les membres grêles, les cheveux rares, presque gris ainsi que la barbe, le facies pâle, terreux, profondément altéré, Meum paraît avoir 60 ans, quoique en réalité il n'en ait que 46. L'iris offre une coloration brune, les poils disséminés sur le corps sont rares; ils étaient primitivement de couleur chatain foncé ainsi que la barbe et les cheveux. La peau sèche présente partout le corps, à partir des limites tracées par les branches montantes et horizontales du maxillaire inférieur, une coloration brune très-prononcée, uniforme (couleur café à l'eau peu foncé), la nuance est plus tranchée sur le tronc, particulièrement vers le scrotum et les aines. Les membres inférieurs et supérieurs offrent une coloration analogue, uniforme, mais moins indiquée. Des traces de prurigo et de lichen existent sur les membres et le tronc, mais discrètes. La peau, dans plusieurs points, offre un épaississement et un défaut de souplesse. On observe également, disséminées et rares sur le tronc et les membres, des croûtes produites par les ongles du malade, sollicité par la démangeaison. OEdème au voisinage des malléoles et aux pieds. Les gros orteils des deux pieds offrent des eschares brunes, sèches, dures, insensibles, de l'étendue environ d'une pièce de 20 francs; une est située à l'orteil droit en arrière de la matrice de l'ongle qui paraît intéressée. On trouve une eschare analogue à l'orteil gauche mais qui ne paraît pas altérer la matrice de l'ongle. Une eschare semblable existe à l'extrémité plantaire du même orteil. Le quatrième orteil de chaque pied, offre à l'extrémité plantaire, au voisinage de l'ongle, une tache brune qui soulève l'épiderme durci en ce point (épanchement sanguin). Les artères des membres inférieurs, explorées avec soin, paraissent saines dans toute leur étendue, il en est de même des veines.

La coloration blanche de la face tranche d'une manière bizarre avec la couleur du reste du corps. La sensibilité de la peau est conservée; l'intelligence est nette. A part l'état de faiblesse, le système nerveux ne paraît pas lésé. Il existe des signes de bronchite. Pas d'hémoptysie actuelle ni antérieure; pas de signes rationnels de tuberculisation. La percussion donne un son normal, excepté vers les sommets, où la sonorité est un peu exagérée, ce qui, avec une légère déformation cylindrique du thorax, indique la présence d'un peu d'emphysème pulmonaire.

Les bruits du cœur sont réguliers. Le premier s'accompagne d'un souffle léger à la base, quelquefois à la pointe, souffle qui se prolonge dans les vaisseaux du cou (souffle anémique). Dans la carotide droite, il est intense, intermittent, simple. Le pouls petit, de 76 à 80 pulsations.

Langue blanche, large; appétit conservé, mais affaibli; les digestions sont faciles; les selles normales, tous les deux ou trois jours; abdomen indolent, non météorisé; rate et foie normaux.

Les urines, d'apparence normale, ne contiennent ni sucre ni albumine; chauffées avec l'acide nitrique, elles laissent dégager de l'acide carbonique en quantité notable. Elles sont neutres. C'est donc la nutrition qui paraît ici le plus profondément lésée.

Le malade ne sait que très-incomplétement rendre compte de son état. C'est nous qui lui faisons remarquer la coloration anormale qu'il présente; il ne s'en était pas aperçu. Il attribue les eschares des orteils à une mauvaise chaussure, opinion que nous ne partageons pas.

Cette coloration résiste au lavage à l'eau chaude et au savon noir.

Chez Meum, soumis à un régime tonique (vin de quinquina

et de Bordeaux, extrait mou et macération de quinquina, cô-
telettes, bains alcalins et sulfureux, pansement des eschares
avec le vin aromatique), ces phénomènes de cachexie s'amen-
dent lentement; la toux disparaît assez vite, l'appétit se dessine
de plus en plus. La coloration brune envahit graduellement
la face où elle n'est pourtant jamais aussi tranchée que sur
le reste du corps.

A son maximum d'intensité, elle offre la couleur d'une solution de suie; la coloration de la peau tend peu à peu à diminuer, surtout vers les extrémités, celle du tronc restant toujours plus indiquée. Les croûtes du tronc et des membres, en
tombant, laissent à découvert de petites cicatrices qui forment
des îlots blancs analogues aux cicatrices des nègres. Mais le
travail d'amélioration est si lent que les eschares superficielles
des orteils ne se détachent que du 12 au 16 février. L'ongle du
gros orteil droit tombe ce dernier jour; à la chute des eschares,
l'épaisseur de la peau semble seule mortifiée.

Cependant, le 4 mars, on extrait facilement de la plaie, située à l'extrémité du gros orteil gauche, une portion nécrosée
de l'extrémité antérieure de la phalangette. Les plaies des orteils sont bourgeonnantes, mais le travail cicatriciel s'y fait
lentement; le bourgeons sont mous, saignants dès que le malade met le pied par terre. Cette circonstance empêche Meum
de faire de l'exercice comme nous le désirerions et comme l'état
général des forces le lui eût permis dès la fin du mois de
février.

Le 13 mars, les plaies des orteils ont diminué d'étendue et
saignent volontiers; elles tendent progressivement vers la cicatrisation.

L'état des forces est notablement amélioré; le malade en-
graisse. L'œdème des extrémités inférieures a disparu depuis
longtemps.

La coloration brune s'efface chaque jour, celle du tronc toujours plus indiquée. Malgré l'amélioration notable survenue
chez le malade, on observe encore vers le milieu de mars une
apparence cachectique bien prononcée. Pourtant le malade
est très-satisfait de l'état dans lequel il se trouve. Il mange
avec plaisir trois portions d'aliment et ne présente plus de
fièvre depuis les premiers jours de février. La toux a disparu

et les forces se dessinent de plus en plus chaque jour. Il pèse 47 kilos le 12 mars.

Le second fait sur lequel Boucher de la Ville-Jossy, s'est appuyé pour étayer sa théorie, est celui d'une femme âgée de 55 ans, entrée au n° 11 de la salle Sainte-Cécile, à l'hôpital Saint-Antoine, en même temps que Meum : « Par un hasard qui fait souvent coïncider deux faits exceptionnels, cette femme, entrée à l'hôpital pour une bronchite, avec embarras gastrique fébrile, dont elle guérit en quelques jours, avait aussi vécu dans des conditions hygiéniques déplorables : travail excessif sous l'influence d'une température rigoureuse, alimentation insuffisante, etc., etc.

Cette femme, dis-je, offrait également l'aspect d'une constitution profondément altérée, mais ce qui nous frappa, ce furent les traces de prurigo qu'elle présentait sur le tronc et les membres, et surtout une coloration de la peau analogue à celle offerte par Meum. Cette coloration est uniforme à la partie antérieure du tronc, particulièrement au-dessous de l'ombilic, se prolongeant à la partie supérieure des cuisses. Elle s'observe avec le même caractère au bras droit, plus nuancée vers la région du coude et à la face interne des membres, constellée généralement par de petites taches blanches et blanchâtres (cicatrices). Dans beaucoup de points, et surtout aux membres, la peau offre, par places, son aspect normal. La coloration cesse brusquement, traçant des lignes sinueuses très-irrégulières. Des taches brunes, de forme et de dimension très-variables, constellent presque toute la surface du corps, par îlots et par points discrets. En dix jours, tous les phénomènes aigus disparaissent. La malade demande à sortir, se préoccupant fort peu de la coloration de sa peau, qui n'était d'ailleurs pas altérée dans les parties habituellement exposées à l'air. Les démangeaisons étaient presque entièrement disparues. »

Boucher de la Ville-Jossy, reconnaît qu'on ne peut rapporter ces cas, ni à une maladie d'Addison, ni à une cachexie tuberculeuse. Il se demande bien si l'on ne pourrait pas invoquer le prurigo et le lichen comme causes de la pigmentation exagérée de la peau. Mais il se hâte de repousser cette idée par la considération que les traces de lichen et de prurigo ont été promptes à disparaître : « Je ne me sens donc nullement porté, ajoute-t-il, à admettre l'influence exercée par cette cause. » Il préfère accuser l'état cachectique d'avoir amené la déviation pigmentaire, « sans toutefois saisir le mode d'action de cette cause. »

Pour nous, en admettant qu'ici *cachexie* est synonyme de débilitation, cet état cachectique existait assurément chez Meum, et nous sommes loin de nier son influence, mais nous lui ferions jouer plutôt le rôle de cause prédisposante que celui de cause déterminante.

Il nous semble, en effet, et le chapitre suivant servira à le démontrer, que les mélanodermies, qui reconnaissent comme cause directe des cachexies mieux définies, surviennent presque toujours dans la période ultime de l'évolution de ces dernières, à un moment où un simple traitement tonique n'est plus capable de faire rétrograder le symptôme et la maladie qui lui a donné naissance.

On pourra, sans doute, alléguer que Meum avait

un œdème des jambes, mais nous rappellerons que, depuis longtemps, Picard avait signalé, chez plusieurs sujets affectés de phthiriase, un œdème rénitent, quelquefois général, mais ordinairement borné à la face et aux membres (Cf. Picard, Sur la cachexie pédiculaire, *in Bull. gén. de thérapeutique*, t. XIV, p. 177).

Dans la thèse de Martineau (Maladie d'Addison, thèse de Paris, 1863), nous trouvons une observation que nous n'hésitons pas à reproduire, tant elle semble corroborer nos propres idées.

OBSERVATION VI.

Doze (Louise), 77 ans, chiffonnière, entra à l'hôpital Necker, le 10 avril 1862. Absence complète de renseignements. La malade se plaint surtout des jambes, mais elle accuse une douleur considérable dans tout le corps. Au pied gauche, sur le bord interne, se trouve une ecchymose de $0^m,99$ sur $0^m,015$. il est impossible d'en connaître la cause; elle est douloureuse à la pression.

Au cœur, léger bruit de souffle au premier temps, avec prolongation dans l'aorte et retentissement dans la carotide.

Dans la poitrine, pas de matité anormale; il y a même exagération de la sonorité due à l'excessive maigreur du sujet.

Dans l'abdomen, point de douleurs à la pression; seulement les parois sont excessivement minces, et un météorisme considérable s'oppose à l'exploration complète des organes. La malade est, du reste, dans un état d'abattement profond, et ne répond aux questions qu'on lui adresse que par ces mots : «Laissez-moi tranquille. » Elle est couverte de poux; la peau présente une coloration foncée qu'on ne sait s'il faut attribuer à la saleté ou à une coloration de pigment.

Traitement. — Bain de sublimé.

Au sortir du bain, l'état de la peau est le même; elle présente une absence complète de souplesse; les plis qu'on y fait persistent, et, quant à la sécheresse et à la raideur, on dirait une peau de serpent.

Pour la coloration, elle est la même partout. La poitrine, en avant comme en arrière, et le ventre présentent les teintes les plus foncées, qu'on pourrait assez bien rapprocher de celles désignées sous le nom de gorge de pigeon. Des pellicules épidermiques, à moitié détachées, forment sur tous ces points comme une couche légère. La racine des membres supérieurs est également très-foncée, puis la teinte va en se dégradant et arrive, à la main, à la simple intensité d'une peau de mulâtre moyennement colorée. De même, aux membres inférieurs, la coloration va en s'affaiblissant de la racine à l'extrémité. La tête est également moins foncée que le col et surtout que le tronc.

La malade fait remonter tantôt à deux, tantôt à quatre ans, la date de ce changement.

Elle a pour le moment une tendance marquée vers le sommeil et une facilité remarquable pour se refroidir; dans la salle où le thermomètre marque 18 degrés, elle ne peut conserver les bras sur son lit; elle se plaint sans cesse d'avoir froid, bien qu'elle soit plus couverte que les autres malades. Elle reste dans cet état jusqu'au 13 avril. Ce jour-là vint la voir une de ses voisines qui la connaissait depuis 1848; celle-ci faisait remonter le changement de couleur à quinze ou dix-huit mois environ, et faisait coïncider son affection avec ce fait que la malade avait recueilli une autre femme et en avait été infestée de vermine. La malade, du reste, est d'une pauvreté excessive, et boit très-volontiers une petite goutte d'eau-de-vie, mais rarement assez pour se déranger. Elle avait cessé de travailler quinze jours avant son arrivée.

Le 14. Même état, sauf le pied, qui est de plus en plus douloureux; l'ecchymose a fait des progrès, et maintenant elle existe tout autour des orteils; les battements de la pédieuse sont impossibles à sentir, ce qui peut s'expliquer aussi bien par l'œdème que par son oblitération.

Le 15. Œdème au pied droit sans ecchymose; la malade se plaint de diarrhée. — Au bordeaux et au café on ajoute sous-nitrate de bismuth, 4 grammes.

Le 17. Diarrhée persiste; la malade est continuellement mouillée; des phlyctènes commencent à paraître sur les ecchymoses du pied, qui est toujours douloureux; l'œdème du pied ne fait pas de progrès; le ventre n'est pas douloureux à la pression; la malade est toujours sensible au froid.

Traitement. — Même prescription; de plus, diascordium et extrait de ratanhia, de chaque 4 gr.

Pas d'albumine ni de sucre dans les urines. Le sang n'offre rien de particulier au microscope; l'analyse chimique n'en a pas été faite.

A partir de cette époque, l'état reste le même; la diarrhée persévéra jusqu'au 1er mai, en diminuant progressivement.

Le 25 avril, les eschares se séchèrent, mais la gangrène n'était pas encore limitée; ce n'est que le 4 mai qu'elle atteignit la limite de la région douloureuse, et alors commença à sa manifester autour de l'eschare une inflammation douteuse qui indiquait bien l'état de débilitation de la malade.

Le 6 mai. La maláde, qui, cependant, avait recouvré une partie de son énergie, et répondait bien mieux aux questions, se plaignit de nouveau, le matin, d'être prise de diarrhée; elle avait eu dans la nuit neuf selles claires comme de l'eau et d'une fétidité insupportable. — On revient au diascordium et au ratanhia.

Le soir, il existe un abattement profond, une prostration complète des forces; c'est à peine si la malade tourne la tête quand on lui parle, et elle est revenue à sa réponse : « Laissez-moi tranquille. »

Mort dans la nuit.

Autopsie. — La couleur est la même que sur le vivant; la peau est excessivement tendue par un œdème généralisé, développé *post mortem*.

Crâne. — La pie-mère renferme une quantité de liquide un peu plus grande que de coutume; le cerveau ne présente rien de particulier.

Poitrine. — Léger engouement à la partie postérieure des poumons; une cuillerée de sérosité dans les plèvres. Le cœur, un peu hypertrophié, est sain quant aux valvules. Il existe une petite quantité de liquide dans le péricarde.

Abdomen. — Rougeur assez intense siégeant à la partie supérieure du jéjunum. Le foie est peut-être un peu plus ferme que de coutume. Rate normale.

Utérus et ovaires sains. Reins normaux.

Les capsules surrénales, libres d'àdhérences, sont parfaite-

ment intactes, d'une consistance analogue à celle de l'ama?
dou. Longueur de 0^m,025 à 4 centimètres ; hauteur, 0^m,02 ;
épaisseur, 0^m,01. A la section, rien de particulier ; elles n'ont
pas été examinés au microscope.

Bien que cette observation ait été d'abord considérée comme un cas de maladie d'Addison, on voit que
la mélanodermie s'est développée sous les mêmes influences et a présenté tous les caractères de la mélanodermie parasitaire qui fait l'objet de ce chapitre.

La malade n'avait quitté son travail que quinze
jours avant son entrée à l'hôpital, et cependant il y
avait dix-huit mois environ qu'elle avait été envahie
par la vermine à laquelle on attribuait son changement de couleur.

Aussi ne pourra-t-on pas dire que nous avons affaire ici à une mélanodermie cachectique, puisque la
cachexie a été consécutive au développement de la
coloration anormale.

Et, néanmoins, Gillet, dans sa thèse inaugurale,
a mis cette observation au nombre des huit qui lui
ont servi à soutenir la théorie de la mélanodermie
par privation, théorie que Boucher de la Ville-Jossy,
en 1861, et M. Georges Pouchet, en 1864, avaient pré-
sentés les premiers. Pour lui, ce serait par une action
en quelque sorte mystérieuse, mais liée à un état de
misère, que la pigmentation se produirait.

Après un examen attentif des observations qu'il
nous donne, nous préférons croire à une excitation
périphérique de la peau, à une mélanodermie de cause
externe.

Le travail de Gillet s'appuie, d'ailleurs, principalement sur l'observation de Lepried, qui rentre si
bien dans notre ordre d'idées, que nous nous sommes
cru obligé de la reproduire (voyez obs. III).

Dans six des observations citées par Gillet, les poux, ou tout au moins le prurigo, sont mentionnés ; et dans les deux autres, très-écourtées, on n'a pas signalé l'absence de phthiriase.

Afin de ne pas développer, outre mesure, notre travail, nous négligerons quelques autres observations qui pourraient venir à l'appui de notre thèse.

Nous nous contenterons d'indiquer les observations VII et XI de la thèse de Pouchet et celle, peu détaillée, du reste, de Greenhow, (*the Lancet,* avril 1865), observation reproduite dans plusieurs thèses de Paris, (Landois, 1866 ; d'Hurlaborde, 1868 ; Gillet, 1869).

Nous ne saurions cependant, passer sous silence, une autre observation, très-intéressante par le nom de son auteur, par la date déjà éloignée de nous où elle a été prise, et parce qu'elle a été suivie d'autopsie.

C'est Chomel qui l'a consignée dans le *Bulletin* de la Faculté de médecine, en 1814.

Observation VII.

Marie-Charles Marion, âgé de 67 ans, commissionnaire, est entré à la Charité, le 18 mai dernier, pour un catarrhe pulmonaire joint à un changement particulier de la peau, devenue noire dans presque toute son étendue.

Doué d'un tempérament sanguin, cet homme était d'une constitution forte, d'un embonpoint médiocre, d'une stature petite ; il avait généralement joui d'une bonne santé et avait été, dans sa jeunesse, sujet à des épistaxis et à des maux de tête fréquents. Sous-lieutenant, il fit plusieurs campagnes et plusieurs voyages sur mer ; sa santé n'éprouva aucun changement notable. A la Révolution, il perdit sa sous-lieutenance et fut obligé d'être commissionnaire pour gagner sa vie. Malgré ces tristes vicissitudes et la misère dans laquelle il était plongé, il conserva toute sa gaieté et continua de se bien porter. Vers

la fin du mois d'avril dernier, il s'aperçut que ses bras et ses
cuisses présentaient une teinte noirâtre ; il portait l'insou-
ciance à un tel point, qu'il ne regarda pas si le tronc offrait la
même couleur. Vers le même temps, oppression légère, toux,
appétit diminué ; la digestion languit ; forces amoindries,
corps sensible à l'impression du froid ; le soir, les pieds sont
un peu tuméfiés.

Cet état durait depuis un mois, quand le malade entra.
Voici les symptômes qu'il offrit ; la peau du tronc présentait
dans toute son étendue une couleur noire très-manifeste, mais
plus foncée sur certaines parties que sur les autres. Les parties latérales du thorax et de l'abdomen étaient les plus noires
et la peau ressemblait sous ce rapport à celle d'un nègre. En
avant, cette teinte s'éclaircissait peu à peu. En approchant de
la ligne médiane où elle était seulement d'un jaune noirâtre
en arrière, elle s'éclaircissait également jusqu'à un pouce de
l'épine, puis devenait rapidement plus foncée sur toute la
région vertébrale. La peau des membres n'était pas aussi
noire, la coloration s'affaiblissait graduellement vers les extrémités et devenait progressivement jaune-noirâtre et jaunâtre
vers les pieds et les mains. Le moignon de l'épaule faisait
exception ; il offrait une teinte plus claire que la partie
moyenne du bras. On remarquait encore que la couleur noire
diminuait bien plus rapidement aux membres inférieurs
qu'aux supérieurs et que la partie antérieure des cuisses était
bien moins foncée que la postérieure.

Le visage était seulement basané, la sclérotique était claire ;
la peau des mains et des pieds, plus jaune que celle du visage,
ne paraissait pas participer bien manifestement à la maladie.
Ces diverses teintes n'étaient nulle part tranchées ; elles se
confondaient ensemble par une série de nuances successive-
ment plus noires et plus jaunes. Il n'en était pas ainsi de
quelques taches blanchâtres, groupées autour du cou qu'elles
embrassaient en arrière et sur les côtés. Ces taches, de gran-
deur inégale (variables depuis une demi-ligne jusqu'à deux
ou trois lignes), de forme irrégulière, plus larges et plus
rapprochées sur la moitié externe des clavicules, où beaucoup
d'entre elles se touchaient plus petites et plus écartées en
arrière, formaient un espèce de collier panaché, large d'un
pouce environ sur les côtés du cou, de deux pouces en arrière

et qui semblait s'épanouir en devant, où il descendait jusqu'
la quatrième côte au-devant de l'aisselle.

Quand on examinait avec attention un point quelconque de
la peau colorée en noir, on y voyait de petites lignes blanchâtres qui correspondaient aux sillons qu'elle présente naturellement et de petits enfoncements arrondis, indiquant l'origine des poils. Du reste, toute la peau était sèche, mais,
pourtant, lisse, satinée, luisante, et d'une douceur remarquable au toucher ; elle n'exhalait point l'odeur propre à la
peau des nègres et n'était point comme onctueuse au toucher.
Elle paraissait saupoudrée d'une poussière blanchâtre, résultant de la desquamation spontanée de l'épiderme et surtout
de l'action de gratter. La démangeaison sembla devoir être
attribuée à la vermine ; elle ne se fit plus sentir aussitôt que
le malade fut entré à l'hôpital.

Quant aux symptômes généraux, ils n'offraient rien de
bien remarquable : expression de la figure naturelle, appétit
passable, digestion régulière, respiration un peu oppressée ;
un peu de toux, quelques crachats muqueux ; sommeil assez
lourd ; les jambes et les cuisses œdématiées ; il fallait appuyer
longtemps et avec force pour que la dépression fût sensible,
mais elle ne disparaissait que bien lentement.

Interrogé sur les causes auxquelles il attribuait cette coloration, le malade en accusa la vermine et la malpropreté ; il
portait depuis cinq à six mois, les lambeaux de la même che-
mise qu'il n'avait pas quittée, et, depuis longtemps, il était
couvert de poux. Il est à remarquer qu'il n'avait jamais eu
de gale, de dartres, de syphilis et d'affection cutanée. Quinze
jours après son entrée, l'œdème disparut, les forces reve-
naient et on espérait pouvoir bientôt commencer un traitement dirigé contre la maladie cutanée ; mais il survint de
nouveau de la faiblesse, qui augmenta, tout à coup, dans les
premiers jours de juillet, et fut portée à un tel degré, qu'il ne
fut pas possible au malade de quitter son lit. La gêne de la
respiration est plus considérable ; crachats rouillés ; le pouls
s'accélera et l'œdème reparut à la partie interne des cuisses ;
— tisane pectorale et diète ; — même état pendant quatre à
cinq jours. Le 8 juillet, il demanda des aliments et mourut
presque subitement après la visite.

Autopsie le lendemain. La couleur de la peau est absolument la même qu'à l'arrivée ; seulement, elle est tout à fait blanche à la région dorsale du pied, où l'œdème était plus considérable. — En incisant la peau, on a remarqué que la couleur noire était produite par une matière noire, très-voisine de la surface de la peau ; l'épiderme y adhérait fortement. Le tissu muqueux de la peau paraissait être le siége exclusif de la coloration à laquelle le derme ne participait pas. Le tissu cellulaire des parties les plus déclives, et notamment celui des lombes, était infiltré de sérosité, ainsi que celui des membres abdominaux.

Poumons rouges et engoués ; le droit était hépatisé à son sommet, le péricarde adhérait au cœur, et ce viscère était un peu plus volumineux qu'à l'ordinaire.

Avant de terminer ce chapitre, nous tenons à mentionner une forme de *maladie pseudo-bronzée* qui, d'après M. Ball, aurait été décrite par les Allemands.

Comme nous n'avons pu, malgré toutes nos recherches, retrouver le travail auquel il est fait allusion, nous sommes réduits à nous contenter des caractères que M. Ball assigne à cette forme :

« Il existe une maladie pseudo-bronzée (*Pseudo-Bronze Krankheit*), qui résulte de la misère, de l'inanition, de la présence de divers parasites, de l'anémie idiopathique. Cet état morbide, désigné par Vogt sous le nom de *maladie des vagabonds* (*Vagantenkrankheit*), peut souvent en imposer aux observateurs trop pressés de conclure, en raison de la dépression profonde qui l'accompagne et qui simule, jusqu'à un certain point, l'asthénie surrénale » (*Dictionnaire encyclopédique des sciences médicales*, T. XI, p. 90, art. *maladie bronzée*).

M. Ball ajoute, quelques lignes plus bas, que l'épiderme est rugueux et fendillé ; la coloration « est habituellement plus prononcée sur le tronc que sur le visage et les mains, ét la muqueuse buccale, dont la teinte est pâle et anémique, n'est jamais maculée par des marbrures noirâtres Enfin, le repos, les toniques, une bonne alimentation et des soins de propreté rétablissent presque toujours la santé et font disparaître les accidents cutanés. »

On le voit, c'est toujours la théorie de la mélanodermie cachectique par privations qui reparaît sous un nom nouveau. Aussi, nous fondant sur la similitude des symptômes et de la localisation de la teinte, sur la présence des parasites et la terminaison de la maladie par un même traitement, n'hésiterons-nous pas, cette fois encore, à rattacher cette forme à celle que nous venons de décrire dans ce chapitre.

CHAPITRE IV.

DE LA MÉLANODERMIE PHTHIRIASIQUE
COMPARÉE AUX AUTRES FORMES DE MÉLANODERMIE.

Pour résumer en quelques lignes les symptômes de la mélanodermie phthiriasique, nous dirons :

Outre une première couche de crasses que les bains font disparaître rapidement, il peut exister , chez les personnes qui sont couvertes de poux, une coloration exagérée des cellules épidermiques; cette coloration est brunâtre, sépia. Elle est beaucoup plus intense au niveau des parties habituellement cachées sous les vêtements, et qui sont le plus à l'abri des frottements ; la tête, les mains, les pieds, le cou sont le plus souvent exempts de cette pigmentation, ou sont, dans les autres cas, d'une teinte bien moins foncée que le reste du corps. Les plis articulaires n'offrent pas en général une coloration plus foncée que les parties voisines.

Les muqueuses, au moins celles accessibles à la vue, ne participent pas à cette exagération de la couleur.

Généralement, les taches sont colorées uniformément, et à mesure qu'elles se rapprochent des parties qui présentent une teinte normale, elles vont s'effaçant graduellement sans être limitées par un contour plus ou moins régulier, comme celui du chloasma des femmes en couches.

La pigmentation s'est offerte très-rarement sous forme de plaques circonscrites. La peau est quelquefois rugueuse. Elle nous a paru toujours sèche; la fonction sudorale semble supprimée. L'épiderme est habituellement épaissi ; dans certains endroits, il est lisse et luisant.

Les diverses couches épidermiques semblent munies de pigment. Le *grattage*, enlevant des traînées de cellules pigmentées, laisse une trace plus pâle que les parties voisines. Cette mélanodermie coïncide presque toujours avec des démangeaisons atroces; presque constamment aussi il existe du prurigo.

Elle peut survenir (et M. Ollivier attirait souvent notre attention sur ce point) chez des gens bien portants comme chez des personnes affaiblies par l'âge, les privations, les excès ou les maladies.

D'après le nombre restreint des exemples que nous avons eu l'occasion d'observer ou de recueillir dans les auteurs, il semble que la vieillesse y prédispose. Tous les cas que nous avons rassemblés se rapportent, en effet, à des personnes d'un âge qui oscille entre 44 et 86 ans. Le sexe ne paraît avoir aucune influence sur cette forme de mélanodermie.

Les insomnies dues aux démangeaisons peuvent amener un affaiblissement considérable et les divers troubles nerveux qu'Alibert a observés et si bien décrits chez les phthiriasiques.

D'ailleurs, les conditions hygiéniques habituellement mauvaises qui favorisent la repullulation des poux, contribuent pour une grande part à amener cet état d'affaiblissement.

Le délabrement de la santé n'est pas la cause essentielle de cette mélanodermie, celle-ci ayant été observée chez des sujets robustes; — mais il peut faciliter l'invasion ou le développement de la phthiriase.

« Causâ ablatâ, tollitur effectus. » Cette forme de mélanodermie tend à disparaître dès que le corps a été débarrassé de ses parasites. Elle est donc curable.

Il n'y a que des mélanodermies acquises et plus ou moins généralisées qui puissent être comparées à notre mélanodermie, ou confondues avec elle. Pour mieux faire ressortir l'existence et les caractères de cette dernière, nous croyons utile de jeter un coup d'œil sur les diverses formes qui s'en rapprochent.

DES MÉLANODERMIES PRURIGINEUSES.

Et, d'abord, les dermatologistes ont depuis long-temps remarqué que certaines affections prurigineuses de la peau, telles que le *prurigo formicans*, le *lichen*, le *prurigo senilis,* qui n'est, d'ailleurs, le plus souvent qu'un prurigo pédiculaire, amènent des pigmentations locales, quand elles persistent trop longtemps.

Notre maître, M. Hillairet, nous a bien souvent fait observer que l'eczéma des bourses, celui des mains, laissent après leur guérison des traces marquées par une pigmentation plus intense des parties primitivement affectées.

Alibert, « cet observateur si remarquable, ce peintre si habile à reproduire le tableau des maladies » (Devergie), cite un exemple bien curieux de mélanodermie ayant succédé à un *prurigo*.

OBSERVATION VIII.

Le nommé Honoré Grandery, commissionnaire, âgé de 66 ans, est entré à l'hôpital Saint-Louis, et nous a présenté le tableau d'une maladie aussi rare que surprenante. Ce fut au sein de la misère et de la détresse que cette maladie prit naissance.

L'individu dont il s'agit, doué d'un tempérament lymphatique, habitait Arras avant la Révolution. C'est dans cette ville qu'il fut employé à des travaux pénibles, durant le régime de la Terreur.— Depuis cette époque, il a langui dans les rues et les carrefours, demandant l'aumône ou faisant des commissions, et manquant quelquefois des choses les plus nécessaires à la vie.

Dans le mois de juillet 1806, il éprouva des démangeaisons très-incommodes dans toutes les parties du corps. A ces démangeaisons succédèrent des taches, d'abord grisâtres, puis d'un brun café. Elles s'éloignent au point d'occuper une étendue considérable. Toute la surface cutanée était marquée de ces taches. Dans certains endroits, elles étaient d'une petite circonférence.

Il est à considérer que, dans les parties saines, la peau était d'un *blanc d'albâtre, analogue à celui de la peau du cadavre.* Ce contraste était surprenant ; le malade paraissait chamarré comme un zèbre ou comme certaines vaches des campagnes de la Bretagne.

Cet homme éprouvait des démangeaisons considérables sur diverses parties du corps ; sa peau offrait aussi des écailles furfuracées qui provenaient des frottements réitérés qu'il exerçait sur la peau pour apaiser le prurit dont il était dévoré. La face du malade était d'un jaune plombé. Il chancelait en marchant, tant sa faiblesse était extrême. (*Alibert, Précis théorique et pratique des maladies de la peau.*)

DES AUTRES FORMES DE MÉLANODERMIE PARASITAIRE.

Il est des mélanodermies parasitaires autres que la mélanodermie phthiriasique ; mais elles sont dues à des parasites végétaux. On les a appellées *crasses parasitaires*, en rangeant sous ce titre le *pityriasis versiclor*, le *pityriasis nigra*, le *chloasma des femmes enceintes*, les *taches hépatiques*, et les *éphélides des femmes enceintes*(1). Quant aux cryptogames qui les produisent, ils ont reçu le nom de *végétaux epidermophytiques*.

(1) M. Bazin n'admet, chez les femmes enceintes, qu'une seule forme de macules, toujours parasitaire. M. Hardy, au contraire, distingue le *chloasma*, qui est parasitaire, et « dans lequel il y a des squames et des démangeaisons, des *éphélides*, qui sont dues à une simple altération pigmentaire, sans aucun autre symptôme. »

Ces végétaux se réduisent à un seul, le *microsporon furfur* ; les lésions qu'il provoque peuvent donc être réunies désormais sous un même nom, le pityriasis, comme l'indique M. Hardy.

Les plaques pigmentées produites par le *microsporon furfur* ne peuvent pas être confondues avec les mélanodermies à teinte uniforme ; elles n'occupent le plus souvent que des points généralement circonscrits et isolés ; elle se desquamment spontanément.

A côté du pityrasis, il est peut-être intéressant de placer une observation de mélanodermie parasitaire, qui fait le sujet d'un article de Marowsky (1), article dont nous donnons ici un résumé:

OBSERVATION IX.

Dans cette observation, il s'agit d'un jeune étudiant de 24 ans, dont la peau présentait une coloration bronzée, prononcée principalement au niveau des parois abdominales.

L'auteur en rattache les symptômes à ceux d'une maladie d'Addison qui aurait succédé à une fièvre intermittente. Il note des troubles gastriques très-marqués, avec vomissements, diarrhée, etc., et, plus tard, des troubles notables du côté du système nerveux, avec perte de la mémoire, fourmillement dans les membres et perte considérable des forces, de sorte que le malade ne pouvait ni marcher, ni de servir de ses mains. La peau des mains et de la plante des pieds avait perdu sa sensibilité. La coloration de la peau était devenue peu à peu plus foncée ; le visage, à la fin, avait la coloration de celui d'un mulâtre.

Mais l'intensité de la coloration brune de la peau était surtout marquée aux parois abdominales, au niveau des aréoles, à la peau des parties génitales, à l'anus, etc.

(1) Prof. L. Marowsky, zur Lehre von dem Wesen des Hautpigments, bei der Broncekrankheit; in Ziemssen's und Zenker's Deutsches Archiv für klinische Medicin. 1868, Bd. IV, S. 465.

La coloration la plus marquée du visage existait au niveau des lèvres dans toute la partie de la peau qui est au-dessus du muscle orbiculaire.

La peau était lisse, sèche, même au niveau des points les plus colorés ; elle ne présentait ni élevures, ni enfoncements.

L'épiderme n'offrait ni desquamation, ni fissures, ni saillies.

Marowsky fait bien remarquer que cette affection n'avait aucune ressemblance avec le pityriasis versicolor.

Après une certaine amélioration dans l'état des forces du malade, celui-ci quitta l'hôpital. Marowsky qui l'a revu depuis, ajoute qu'il est resté à peu près dans le même état, et que la coloration de la peau n'a pas changé.

A une certaine époque, on remarqua une légère desquamation de l'épiderme, au niveau des parties foncées ; la peau située au-dessous paraissait moins colorée.

Au microscope, les écailles traitées par la potasse, présentaient un grand nombre de spores arrondies, avec un noyau, agglomérées ou isolées. Parmi ces cellules, quelques-unes sont en voie de multiplication. Malgré toute l'attention qu'il y a portée, Marowsky n'a pu découvrir de filaments (thallus), de sorte que, pour lui, cette espèce de champignon doit appartenir à la famille des *cryptococci ;* il lui donne le nom de *cryptococcus Addisonii.* Il rejette complétement l'idée du pityriasis versicolor ; d'après lui, l'absence des filaments (thallus), qui sont très-abondants dans le pityriasis, suffirait amplement pour les distinguer.

Outre ces champignons, Marowsky a trouvé dans les écailles épidermiques des cristaux cubiques, fauves et brillants, dont il n'indique pas la nature.

Comme conclusion de son travail, Marowsky admet comme *possibles* deux espèces de maladie d'Addison.

A. *Une vraie maladie d'Addison,* toujours accompagnée d'altération des capsules surrénales.

B. *Une fausse maladie d'Addison,* sous la dépendance de la formation d'un parasite et qui pourrait survenir sans affection des capsules surrénales (1).

(1) C'est à mon excellent ami, P. Boéchat, interne des hôpitaux de Paris, que je dois la traduction de cet article et de celui de H. Meissner, cité à la page 17.

M. Jaccoud dans son *Traité de pathologie interne*
(article : Maladie d'Addison, T. 2 p. 867), faisant allusion a cette observation, s'exprime ainsi : « Dans un
cas, Marowsky a trouvé dans les couches épidermiques
les éléments d'un champignon, qu'il a nommé cryptococcus Addisonii, mais il ne s'agissait peut-être que
d'un pityriasis versicolor. »

En lisant le résumé du travail de Marowsky, on a
pu voir que l'auteur s'était mis en garde contre cette
cause d'erreur, et qu'il avait répondu d'avance à l'allé-
gation de M. Jaccoud.

MALADIE D'ADDISON.

Il semble que le jour commence à se faire sur la maladie d'Addison ; mais, à mesure que les travaux se
multiplient, les symptômes et les lésions, qui à l'origine
étaient considérés comme fondamentaux, semblent
passer au second plan.

La teinte bronzée de la peau fut, d'abord, le principal caractère de la maladie, d'où son nom : *Bronzed
Skin.*

Les plus difficiles n'admettaient, il est vrai, comme
maladie d'Addison authentique, que les cas où la teinte
bronzée coïncidait avec une altération des capsules
surrénales.

Mais on est venu à douter aussi de l'importance de
ce caractère, quand on a vu des lésions ou même une
absence congénitale des capsules surrénales, sans mélanodermie, et que, d'un autre côté, on a vu survenir de
la mélanodermie sur des sujets qui, à l'autopsie, ne
présentaient aucune trace de ces organes. En outre la

grande variété des lésions tantôt cancéreuses, tantôt tuberculeuses, tantôt graisseuses, etc., des capsules surrénales,a contribué à ébranler, pour ainsi dire, l'individualité pathologique de l'asthénie surrénale.

Dès 1859, Schmiddt (de Rotterdam), émettait l'opinion que la maladie d'Addison est, dans tous les cas, le résultat d'une affection du nerf sympathique abdominal.

« Voilà le fait principal, le fait primitif. Quant à la lésion des surrénales, elle est secondaire ; elle peut faire défaut sans que les symptômes soient aucunement modifiés ; ce n'est plus qu'une question accessoire. » (Voir Jaccoud, *Gazette hebdomadaire de méd. et de chirurgie*, 1er et 8 janvier 1864, articles sur les Maladies bronzées.)

Quelques années après, M. Second-Féréol attribuait la maladie d'Addison à une altération des ganglions lymphatiques de l'abdomen.

Quoi qu'il en soit, voici, en quelques lignes, les principaux caractères attribués à la maladie d'Addison : sentiment de faiblesse générale, de lassitude, d'abattement, qui va toujours croissant ; palpitations et lipothymies fréquentes ; troubles gastriques : inappétence, diarrhée et plus fréquemment, vomissements ; douleurs lombo-abdominales, quelquefois aussi épigastriques, et malgré tous ces symptômes, pas ou peu d'amaigrissement.

La mélanodermie est générale, à peu près uniforme, sans démangeaisons ; souvent les muqueuses buccale et vaginale sont pigmentées. Les parties découvertes sont plus foncées que le reste du corps. Le derme, ainsi que la partie la plus superficielle de l'épiderme, sont habituellement dépourvues de pigment. Dans certains cas, les cheveux prennent une nuance plus foncée, et parfois on les a vus devenir crêpus ; « le microscope, permet en pareil cas de constater la présence de pigment dans le système pileux.»(Ball, Dictionnaire encyclopédique des sciences médicales, article : Maladie bronzée.)

La durée de la maladie d'Addison varie de quelques mois à plusieurs années.

On observe quelquefois, des arrêts dans la marche de la maladie. On a même cité des améliorations temporaires (Greenhow); mais la mort est la terminaison presque fatale du *melasma suprarenale*.

DES MÉLANODERMIES TUBERCULEUSES.

La manifestation mélanodermique de la tuberculose peut se produire sous une double influence:

1º Sous l'influence d'une maladie d'Addison, quand les tubercules attaquent directement les capsules surrénales, ou mieux, pour ne rien préjuger, les organes dont la lésion provoque les symptômes de l'asthénie dite surrénale, et l'on sait qu'après l'altération dite caséeuse, les tubercules des surrénales sont l'altération la plus fréquente dans la maladie d'Addison;

2º Sous l'influence de la cachexie tuberculeuse.

C'est de cette dernière forme de mélanodermie que je veux donner une idée; mais M. Noël Gueneau de Mussy, par la note que j'ai le bonheur de pouvoir publier, va simplifier ma tâche.

Plus localisée que dans la maladie d'Addison, la pigmentation tuberculeuse survient progressivement, en débutant presque toujours par le dos du nez. Elle va gagnant les pommettes avec une symétrie remarquable. D'abord jaunâtre, la teinte croît en intensité à mesure que la cachexie augmente.

S'appuyant sur de nombreuses observations recueillies dans les hôpitaux de Lyon, pendant son internat, le Dr Octave Jeannin a demontré, dans son travail *sur les pigmentations cutanées dans la phthisie pulmonaire*, (thèse de Paris, 1869), que ces colorations sont relativement très-fréquentes, puisque sur dix-sept phthisiques morts en trois mois à la Croix-Rousse, cinq présentaient la pigmentation faciale.

Le Dr Jeannin a cru remarquer de plus une coïncidence entre ces pigmentations et l'absence d'hémorrhagies et de diarrhées.

Mais je laisse parler ici M. Gueneau de Mussy.

NOTE sur les dépôts pigmentaires de la peau dans la tuberculose, par M. Noël Gueneau de Mussy, médecin de l'Hôtel-Dieu, professeur agrégé à l'Ecole de médecine, membre de l'Académie de médecine.

La Gazette hebdomadaire, dans un de ses numéros de l'année 1869, a rendu compte d'un travail du Dr Jeannin, sur les dépôts pigmentaires dans la tuberculose.

Il y a longtemps que j'ai observé ces dépôts pigmentaires ; je crois même avoir été l'un des premiers qui les ait signalés (1), et j'ai expliqué par leur présence cette coloration livide des téguments, cette teinte

(1) Causes et traitement de la tuberculisation pulmonaire, page 48.

Fabre.   5

terreuse de la face, *facies squalida*, que les anciens observateurs, et Arétée à leur tête, avaient indiquée parmi les signes de la cachexie tuberculeuse.

Je ne partage pas entièrement la manière de voir de mon savant confrère, sur les conditions pathogéniques de ces dépôts pigmentaires, et je demanderai la permission de résumer en quelques lignes le résultat de mes observations sur ce point de phthisiologie.

Ainsi que le dit M. Jeannin, le dépôt, plus fréquent à la face, n'y est pas toujours limité ; je l'ai vu s'étendre au cou, sur la poitrine, sur l'abdomen, en plaques de nombre et de dimensions variables, irrégulièrement découpées, tranchant plus ou moins sur la coloration du reste des téguments, et constituant, comme je le disais à mes élèves, une maladie d'Addison à l'état rudimentaire. Mais la face et la partie supérieure du corps en sont souvent le siége principal. A cette occasion, on peut remarquer que cette partie des téguments est, dans les affections tuberculeuses, le siége d'un mouvement fluxionnaire plus accentué, qui se traduit par des sueurs, souvent bornées à ces régions, et par des rougeurs congestives qui s'accentuent surtout au niveau des pommettes. Ces fluxions sont bien en rapport avec le travail morbide qui s'accomplit dans le thorax ; car, dans un cas où la lésion pulmonaire n'était pas très-accentuée et où le travail morbide se concentrait dans le ventre, j'ai vu les sueurs limitées à l'abdomen.

On ne peut pas dire, cependant, qu'il y ait entre ces deux faits morbides une connexion physiologique ; car, chez la femme enceinte, la matière pigmentaire s'accumule également sur la face, sur les seins et sur la ligne blanche, sans qu'on puisse rattacher cette préférence à une activité plus grande de la peau de ces parties.

D'ailleurs, d'après mes observations, ce ne serait pas dans la phthisie pulmonaire, mais presque toujours dans la tuberculose abdominale qu'apparaîtrait, ce dépôt pigmentaire.

La connexité de cette pigmentation avec la lésion tuberculeuse de l'intestin, m'a semblée si habituelle, que, sur ce seul signe, il m'est arrivé un très-grand nombre de fois d'annoncer la probabilité de complications abdominales ; et l'interrogatoire du malade venait presque toujours confirmer mes prévisions.

Cependant la diarrhée, qui est le plus ordinairement le signe fonctionnel des tubercules abdominaux, peut manquer quelquefois.

Il y a quelques années, j'ai rencontré un malade qui présentait à un très-haut degré le masque pigmentaire de la face ; je l'interrogeai soigneusement sur l'état de ses fonctions digestives. Il éprouvait ces phénomènes dyspeptiques si communs dans la cachexie tuberculeuse ; mais les selles se maintinrent constamment solides. Je croyais avoir rencontré une exception à la loi, que de très-nombreuses observations m'avaient porté à admettre. Le malade ayant succombé, la famille fit faire l'autopsie qui me révéla l'existence d'ulcérations tuberculeuses et de tubercules disséminés dans l'intestin.

Dans un autre cas, j'ai vu apparaître le masque pigmentaire, quinze jours avant une diarrhée qui persista jusqu'à la mort.

En général, dans la diarrhée tuberculeuse, au dépôt pigmentaire s'ajoute une autre coloration de la peau plus générale, plus diffuse ; c'est une teinte jaune-verdâtre, qu'on retrouve sur les conjonctives, très-accentuée dans les plis naso-labiaux, et due probablement à la biliverdine ou à quelqu'un de ses dérivés.

Ce qui me fait soupçonner derrière cette coloration un trouble de la fonction cholo-poiétique, c'est que j'ai souvent constaté, en même temps, un développement anormal du foie avec sensibilité à la pression, c'est-à-dire les signes de cette congestion qui précède la transformation graisseuse, ou, dans des cas plus rares, la dégénérescence amyloïde.

Plusieurs circonstances peuvent donner lieu à des pigmentations de la peau, qu'on peut confondre avec celle de la tuberculose : le masque de la grossesse offre la plus grande analogie avec la pigmentation tuberculeuse. Aussi faut-il toujours s'informer, chez les femmes qui présentent cette modalité des téguments, si elles n'ont pas eu de grossesses récentes. A cette occasion, je ferai remarquer que le masque de la grossesse peut durer plus ou moins longtemps ; je l'ai vu subsister pendant plus d'un an chez une femme chlorotique, affaiblie par des fatigues physiques et par des épreuves morales ; sa persistance m'a toujours paru liée à un état de débilité de l'organisme, au ralentissement de ce mouvement de composition et de décomposition qui constitue le travail nutritif.

Une phthisique, accouchée depuis plusieurs années, m'a assuré que ce dépôt pigmentaire dont la face était couverte, s'était développé pendant sa grossesse, et que, depuis, il n'avait jamais disparu.

En résumé, la cachexie tuberculeuse est souvent accompagnée de pigmentation de la peau et surtout de la peau de la face ; ce dépôt pigmentaire coïncide ordinairement avec la tuberculisation des organes abdominaux ; le trouble de l'hématose, regardé par le Dr Jeannin comme la condition pathogénique de cette production anormale de pigment, ne me paraît pas suffire pour l'expliquer ; d'ailleurs celle-ci manque dans des cas nombreux où l'hématose est aussi profondément troublée que dans la tuberculose. Il y a là une anomalie nutritive, dont la condition intime, immédiate, n'est pas encore connue, mais dont les troubles des organes abdominaux et des organes digestifs, en particulier, paraissent être une condition essentielle.

DES MÉLANODERMIES CANCÉREUSES.

Sous cette dénomination, nous ne comprenons pas la teinte caractéristique, la teinte jaune paille généralisée, que présente la peau du cancéreux ; nous voulons parler de colorations plus accusées, de mélanodermies réelles, qui existent quelquefois avec la diathèse carcinomateuse.

Dans sa thèse inaugurale (1866), M. Landois a mis au compte de cette diathèse plusieurs cas de mélanodermies qui avaient d'abord été publiées sous le nom de maladies d'Addison.

Depuis longtemps déjà, on avait signalé le cancer

au nombre des lésions des capsules surrénales dans la maladie bronzée.

Sur 125 faits analysés par M. Jaccoud, l'altération cancéreuse des capsules a été constatéé quatre fois, chiffre assez faible si on le rapproche des 45 cas de tubercules surrénaux rencontrés dans ce même total d'observations ; et, dans les autres organes, M. Ball a trouvé 20 cas de cancer et 103 cas de tubercules sur un ensemble de 183 observations.

Mais le groupe de symptômes qu'on appelle maladie d'Addison étant encore considéré comme le résultat d'une altération des surrénales, quelle que soit la nature de cette altération, on est parfaitement autorisé à dire qu'il y a eu maladie d'Addison toutes les fois que les symptômes de cette maladie auront dominé la scène pathologique.

Car nous ne craignons pas de le dire, la maladie d'Addison n'est surtout bien définie que par ses symptômes. Elle représente un fait clinique, et si le siége des lésions auxquelles ce fait clinique se rattache paraît être toujours le même, la nature de ces lésions est bien variée.

Tout le monde, croyons-nous, admet l'existence de la maladie de Bright, et cependant, ce n'est aussi qu'une unité symptomatique, liée à des altérations diverses du tissu rénal : tantôt c'est une néphrite diffuse, tantôt une dégénérescence amyloïde, d'autres fois une sclérose du rein ; mais toutes ces altérations se traduisent cependant par de mêmes symptômes, proviennent de mêmes causes, suivent la même marche, et ont, en général, les mêmes terminaisons.

Je me garderai, néanmoins, de nier l'existence des

mélanodermies dues à la cachexie cancéreuse ; je tiens seulement à montrer que, toutes les fois que le cancer coïncide avec la teinte bronzée (et cela est d'ailleurs si rare que beaucoup de médecins anglais, et parmi nous M. Ball (1), ont nié (2) cette coexistence), il ne s'ensuit pas qu'il ne puisse y avoir une maladie d'Addison.

Dans ces cas, sans doute, celle-ci est secondaire, elle est une complication.

Mais la maladie d'Addison est-elle souvent primitive ?

M. Ball (*loc. cit.*), semblerait dire oui ; M. Jaccoud, au contraire, a trouvé la forme secondaire beaucoup plus fréquente que la primitive, dans la proportion de 65 à 36, et nous avouons être plus porté à partager cette dernière opinion (3).

(1) M. Ball va même plus loin ; il admet une sorte d'antagonisme entre le cancer et la maladie d'Addison.

(2) Félix de Niemeyer est loin d'être de cet avis ; dans la dernière édition (1871) de son Traité de pathologie interne, il dit, après avoir mentionné la fréquence de la fonte caséeuse et de la tuberculose vraie des capsules surrénales dans la maladie d'Addison : « Un peu plus fréquemment (que la tuberculose) on trouve dans les capsules surrénales des carcinomes qui, d'ordinaire, y existent également en coïncidence avec la dégénérescence cancéreuse d'autres organes, mais qui peuvent aussi avoir pris un développement primitif et indépendant. »

(3) « Sur les 65 observations de maladie d'Addison secondaires, 45 ressortissent à l'affection tuberculeuse, 15 à l'affection scrofuleuse et 5 seulement à l'affection cancéreuse. La faiblesse de ce dernier chiffre permet de comprendre que quelques auteurs aient nié tout rapport entre les cancers et la maladie surrénale ; la proposition ne pêche que par l'absolutisme. Il importe d'ajouter, pour conserver aux proportions précédentes toute leur valeur, que cette répartition a été basée non sur les renseignements cliniques souvent très incomplets, mais sur les lésions constatées à l'autopsie.» (Jaccoud, Nouveau Dictionnaire de médecine et de chirurgie pratiques, art. Maladie bronzée, p. 717.)

Pourquoi n'admettrait-on pas que le cancer peut produire la mélanodermie de deux façons :

1° *Indirectement*, dans les cas très-rares où l'altération cancéreuse atteint soit d'emblée, soit consécutivement, les capsules surrénales, ou le grand sympathique abdominal, — et l'on pourrait continuer à rattacher ces cas à la maladie d'Addison ;

2° *Plus directement*, quand la diathèse cancéreuse est assez avancée, quoique ayant épargné les capsules, pour amener une altération considérable dans le sang et et la nutrition des tissus, et, peut-être aussi quand cette diathèse s'est manifestée sous forme de tumeurs mélaniques, ou s'est compliquée de mélanose.

Ce second mode d'action de la diathèse cancéreuse dans l'accumulation du pigment donnerait naissance à la forme cancéreuse des mélanodermies cachectiques ; et nous rapprocherions ces mélanodermies cancéreuses des mélanodermies par cachexie tuberculeuse, que nous avons admises à côté des cas de maladie d'Addison par altération tuberculeuse des capsules surrénales.

Dans la première forme, c'est la localisation de la lésion qui détermine le symptôme *mélanodermie* ; dans la deuxième forme, c'est peut-être l'altération du sang, ou, du moins, un trouble profond de la nutrition qui amène ce même symptôme.

Ces deux formes pourraient se distinguer l'une de l'autre :

1° Par les symptômes qui, dans la première, seraient ceux de la maladie d'Addison, tandis que dans la deuxième, ils se rapporteraient à l'état cachectique ;

2° Par la coloration des muqueuses, qui n'a jamais été constatée dans les mélanodermies symptomatiques d'une cachexie ;

3° Par la localisation première de l'altération anatomique, quand cette localisation pourra être reconnue.

4° Enfin, la mélanodermie, dans la seconde forme, n'ap-
paraîtra qu'à une période déjà avancée de la cachexie.

DES MÉLANODERMIES QUI COÏNCIDENT AVEC LE MAL DE POTT.

Dans le nombre des observations de maladie d'Addison qui ont été publiées, le mal de Pott a été signalé plusieurs fois comme complication.

M. Landois en a cité plusieurs exemples et, conti-
nuant de chercher à désagréger la maladie d'Addison,
il s'est efforcé de montrer que, dans ces cas, on avait
un mal de Pott qui se compliquait d'une coloration
bronzée de la peau, due à l'état cachectique.

Cette fois encore, je suis loin de nier que la cachexie
liée au mal vertébral puisse amener une mélanodermie ; mais je crois aussi que la maladie d'Addison
peut exister concurremment avec le mal de Pott ; je
suis même très-disposé à croire que le mal de Pott
exerce, par lui-même, une influence bien plus directe
qu'une cachexie sur le développement de la maladie
d'Addison ; c'est, il me semble, une chose toute naturelle qu'une altération du corps des dernières vertèbres
dorsales et des premières vertèbres lombaires se pro-
page aux organes voisins.

Depuis trois ans, j'ai eu l'occasion de voir, à plusieurs reprises, un homme qui, d'après le diagnostic
de plusieurs médecins des hôpitaux, est atteint à la
fois de maladie d'Addison et de mal vertébral.

En novembre 1869, M. Ball, suppléant M. Béhier,
dans son cours de clinique de la Pitié, en fit le sujet

d'une leçon qui a été publiée dans la *Gazette des hôpitaux* (nᵒˢ du 23 novembre 1870 et du 11 janvier 1871.)

Voici l'histoire résumée de ce malade :

OBSERVATION X.

Debras (Séverin), célibataire, né à Cormes (Sarthe), était entré une première fois à l'asile de Vincennes, le 18 mai 1869 ; il était, à cette date, âgé de 33 ans, et exerçait depuis peu la profession d'ouvrier terrassier. Admis le 8 mai, à la Pitié, pour des douleurs lombaires, il y contracta une varioloïde. Son père était mort phthisique, selon toute probabilité ; sa mère vivait encore et bien portante. Debras n'avait jamais eu, jusque-là, de maladie sérieuse ; mais depuis quelques mois il se sentait très-faible et souffrait de douleurs assez vives dans le dos et les lombes, s'irradiant dans l'abdomen. Cependant, son état général était satisfaisant et il quittait l'asile le 2 juin 1869.

Le 28 octobre suivant, il revient à l'asile, arrivant encore de la Pitié, où il était rentré le 7 juin, car il n'avait pu reprendre ses occupations.

M. Marrotte avait diagnostiqué une maladie d'Addison.

Et, en effet, quand nous le voyons couché au nᵒ 1 de la galerie Lemaître, dans le service de M. O. du Mesnil, nous constatons une coloration brune de la peau, une teinte enfumée, marquée surtout à l'abdomen, à l'aréole du mamelon, au fourreau de la verge et au scrotum. La muqueuse buccale n'a pas de taches pigmentaires, mais la muqueuse du gland en présente, et l'orifice anal possède une coloration très-foncée. Les cheveux étant naturellement très-bruns, Debras n'a pas remarqué qu'ils soient devenus plus foncés depuis sa maladie ; ils ne sont pas crépus. Il n'est pas maigre, mais un sentiment d'apathie singulière se réflète sur sa figure.

Son appétit n'est pas considérable, et cependant les fonctions digestives s'accomplissent normalement ; il n'a eu ni diarrhée ni vomissements. Il ne tousse pas et ne ressent plus de douleurs bien franches dans l'abdomen, ni spontanément, ni par la pression ; mais il éprouve toujours une sensation continue de faiblesse, de lassitude, d'abattement, et il est sujet à de fréquentes palpitations de cœur.

En même temps, nous remarquons une légère courbure, à concavité antérieure, de la colonne vertébrale, courbure que le malade a vu se produire peu à peu, depuis plusieurs mois. Cette cyphose a son siége vers la fin de la colonne dorsale et au commencement de la colonne lombaire.

Un peu au-dessus de l'ombilic, on voit un pli-cutané très-profond qui s'étend transversalement sur toute l'étendue de l'abdomen.

Envoyé le 9 novembre 1869, dans le service de M. Ball, Debras vint au mois de février 1870, à la Charité-annexe, dans le service de M. Ollivier, après être passé une fois de plus par l'asile de Vincennes.

Pendant ce laps de temps, son état est resté à peu près stationnaire.

Il y avait deux ans que j'avais complétement perdu de vue ce malade, lorsque le 5 mars dernier, je le retrouvai pour la quatrième fois, à l'asile de Vincennes, dans le service de M. le Dʳ Brémond, dont je suis interne.

Cette fois encore, il vient de la Pitié, mais sa pancarte d'arrivée porte le diagnostic : *Mal de Pott*.

Il est couché au nₒ 22 de la galerie Gambey, et voici les renseignements qu'il nous donne :

A l'époque de la déclaration de la guerre, il avait recommencé à travailler et s'était fait champignonniste, à Gentilly. Son affaiblissement semblait s'être arrêté; mais, à la fin de novembre dernier, une recrudescence s'est produite dans son asthénie et il a dû renoncer à ses occupations.

La coloration de la peau s'est fortement accentuée depuis deux ans. Le scrotum, la verge, la partie supérieure de la face interne des cuisses offrent une teinte bistre foncée, tandis que la peau de l'abdomen est franchement bronzée, d'un jaune luisant, à reflets. La nuance est moins accusée à la face et aux mains qu'à l'abdomen. La muqueuse buccale est restée indemne de taches. Le sclérotique et la conjonctive palpébrale ont une coloration normale.

L'incurvation de la colonne dorso-lombaire s'est considérablement exagérée; le malade ne peut plus se redresser. Le pli transversal de l'abdomen, que l'on voyait il y a deux ans, existe toujours très-marqué ; il s'est notablement abaissé ; il passe maintenant par l'ombilic.

Debras ne tousse pas et n'a même jamais toussé ; son appétit est médiocre, mais il ne souffre ni de troubles digestifs, ni de douleurs lombo-abdominales, et, chose étrange, il a acquis de l'embonpoint ; cependant, il a conservé cet air d'apathie que j'ai signalé plus haut.

Le 11 avril, après un traitement reconstituant exclusivement tonique, cet homme quitte l'asile dans un état satisfaisant.

Il retourne à Gentilly et compte y reprendre ses occupations de champignoniste.

L'observation que l'on vient de lire me paraît offrir un exemple de la coïncidence d'une maladie d'Addison avec le mal de Pott. La peau est bien nettement bronzée. La muqueuse buccale, il est vrai, n'a pas de taches, mais, outre que ce symptôme n'est pas constant, je ferai remarquer qu'ici les muqueuses anale et préputiale en possèdent. La plupart des autres symptômes de la maladie d'Addison ont existé, où existent encore : asthénie, douleurs lombo-abdominales, palpitations, inappétence, et pas d'amaigrissement, aussi, malgré les longues rémittences survenues dans la marche de la maladie, me souvenant d'ailleurs que Greenhow a même cité des exemples d'amélioration au moins momentanée, préférerai-je rapporter cette observation à une maladie d'Addison, que supposer, pour expliquer la mélanodermie, un état cachectique que ce malade ne présente pas.

D'UNE MÉLANODERMIE OBSERVÉE PAR M. A. FAUVEL (1)
ET DE LA NIGRITIE.

En 1863, M. Fauvel étant professeur à l'école de médecine de Constantinople, eut l'occasion d'observer un cas bien curieux de mélanodermie.

Voici un résumé de l'histoire du malade :

OBSERVATION XI.

Ohanès est un arménien, âgé de 28 ans, père de quatre enfants et qui, à plusieurs reprises, a quitté son pays, où il labourait la terre, pour venir travailler dans une briquetterie à Constantinople.

Depuis deux ans, il avait eu trois atteintes de fièvres intermittentes qui s'étaient guéries d'elles-mêmes.

Dès la deuxième attaque, à la fin de 1861, les accès avaient pris un type irrégulier; ils avaient cependant cessé, sans traitement au bout de deux mois, mais en lui laissant dans l'hypochondre gauche une douleur qui a persisté depuis.

Trois mois après, il eut une nouvelle attaque. Les accès furent encore irréguliers, et il survint un ictère qui au bout de vingt jours, disparut avec les accès, sous l'influence, croyait-il, de la poudre de bézoard (février 1862).

Cet homme était vigoureux de constitution, d'une bonne santé habituelle, et ne présentait les traces d'aucune espèce de de diathèse.

Tout à coup en mars 1862, il se met à brunir.

Il s'en aperçut après une journée passée aux champs, où il travaillait en plein soleil, les bras et les jambes nus. C'est par la face et les membres que la teinte noirâtre apparut. Elle alla augmentant pendant quinze mois, si bien qu'au moment de

---

(1) Observation d'un cas de mélanodermie générale datant de 18 mois, suivie de quelques remarques sur les rapports de ce fait avec la mélanémie et avec la maladie bronzée d'Addison. Lu à la Société impériale de médecine, le 4 septembre 1863. Constantinople; extrait de la Gazette médicale d'Orient, octobre 1863.

l'arrivée du malade à la clinique de M. Fauvel, (juillet 1863) il était complétement et litéralement noir.

Il avait des sueurs nocturnes, que de fortes doses de sulfate de quinine, administrées pendant huit jours, firent cesser. La rate était très-douloureuse et énorme ; elle descendait jusqu'à l'ombilic. Le foie était aussi un peu hypertrophié et légèrement douloureux. Le sang, examiné au microscope à plusieurs reprises, fut trouvé normal ; on n'y découvrit aucune granulation pigmentaire.

Ce malade n'était donc pas mélanémique. Il n'avait de la maladie d'Addison que l'exagération dans la coloration de la peau et un certain degré d'affaiblissement avec de l'anémie. La coloration de la peau avait même une nuance différente de celle qu'offre ordinairement la maladie bronzée : sa peau était comme *charbonneuse*. La muqueuse buccale était fortement colorée.

Un vésicatoire, appliqué sur la région splénique, laissa d'abord une cicatrice rosée, et qui tranchait sur la couleur générale ; au bout de deux mois, cette cicatrice avait acquis une pigmentation beaucoup plus foncée que le reste du corps.

Le 18 septembre 1863, M. Fauvel revit le malade et constata une amélioration dans l'état général.

L'appétit était vorace, les digestions étaient bonnes. La teinte noire de la peau avait pâli. Le foie et la rate avaient notablement diminué de volume et n'étaient plus douloureux à la pression. L'arménien avait pu se remettre au travail.

M. Fauvel se contenta d'appeler ce cas singulier du nom de mélanodermie, après, toutefois, avoir discuté l'hypothèse d'une mélanémie et celle d'une maladie d'Addison.

Nous devons ajouter que, jusqu'ici, ce cas de mélanodermie se présentant sous la forme que nous yenons de décrire, est resté isolé.

La critique a cherché à le rattacher à la maladie d'Addison (1).

(1) Gazette hebdomadaire de médecine et de chirurgie, articles de M. Jaccoud des 1 et 8 janvier 1864.

Rien n'est moins démontré que cette interprétation faite à distance.

Bien plus justement, croyons-nous, M. Tardieu rapprocherait ce fait de l'état qui a été décrit sous le nom de *nigritie*. Les caractères de la coloration sont les mêmes.

Il ne faut pas oublier, cependant, que la nigritie, quand elle n'est pas congénitale, survient le plus souvent, sous l'influence d'une vive émotion morale. Son apparition n'a aucun retentissement fâcheux dans l'organisme ; mais, une fois développée elle serait persistante.

Aussi, dans l'ignorance où nous sommes de la manière dont s'est poursuivie la maladie observée par M. Fauvel, préférons-nous rester dans une prudente réserve.

DES ALTÉRATIONS DE LA COULEUR DE LA PEAU DANS LA MÉLANÉMIE ET LA CACHEXIE PALUDÉENNE

En dehors de la couleur que présente quelquefois la peau dans la mélanémie, existe t-il une vraie mélanodermie liée à une cachexie paludéenne, et à laquelle pourrait alors se rattacher le cas observé par M. Fauvel ?

Il n'est pas en notre pouvoir de résoudre actuellement ce problème. Les éléments en sont insuffisants.

Il existe il est vrai, chez les sujets épuisés par une intoxication palustre, une teinte spéciale de la peau, de même que chez les cancéreux il existe une teinte jaune-paille ; mais pas plus dans l'un que dans l'autre cas ce n'est une mélanodermie véritable.

Aussi, vais-je me contenter d'énoncer, en quelques mots, les caractères de la mélanémie, afin d'empêcher qu'on la puisse confondre avec une simple mélanodermie.

On se souvient que la mélanémie est un état morbide caractérisé par l'accumulation, dans le sang et les viscères, de granulations et d'amas de granulations pigmentaires.

Les travaux de Meckel, de Virchow, de Trousseau et de Frerichs ont contribué beaucoup à éclairer cette question, et l'on admet généralement aujourd'hui une relation entre les fièvres rémittentes pernicieuses et la production de la mélanémie.

« Indépendamment d'une couleur particulière de la peau, dit le professeur Ambroise Tardieu (Manuel de Pathologie et de Clinique médicales), qui rappelle celle de la cendre, lorsque la mélanémie est médiocre, et présente une coloration d'un brun gris-sale ou d'un jaune brun-foncé, lorsque l'affection est intense, l'existence du pigment en excès dans le sang peut se traduire, selon les organes qui sont plus ou moins compromis, par une série de phénomènes qu'à l'exemple de Frerichs on peut rapporter à quatre types ou formes : »

La forme cérébrale ;

La forme abdominale ;

La forme albuminurique ;

Et la forme anémique.

Dans la mélanémie, le pigment ne s'accumule pas dans l'épiderme, et sa présence dans le sang ne trahit son influence sur la coloration de la peau qu'en raison de la transparence des tissus.

Aussi, cette coloration de la peau dans la mélanémie, est-elle loin d'être constante, et le plus souvent, il n'existe qu'une teinte anémique très-prononcée.

DE LA MÉLANOSE SOUS-CUTANÉE.

C'est le cas de parler ici d'une forme récemment décrite de tumeurs mélaniques qui, par leur diffusion dans le tissu cellulaire sous-cutané et par leur généralisation, peuvent donner à la peau, par effet de transparence, une coloration plus ou moins brune ; je veux dire la *mélanose sous-cutanée*.

Cette coloration est toujours constituée par des taches de dimensions variables, séparées les unes des autres par des intervalles de peau saine ; au niveau de chaque tache, une légère pression du doigt suffit à indiquer la présence de nodosités douloureuses et quelquefois saillantes.

Aussi, quoique M. Demarquay en ait cité un exemple chez un homme qui ressemblait, par la couleur, à un Quarteron ou à un Indien, la confusion de la mélanose sous-cutanée avec une mélanodermie vraie paraît difficile.

D'ailleurs, l'amaigrissement considérable qui survient très-rapidement, et les symptômes dus à l'extension habituelle de la mélanose à plusieurs viscères, achèveront de dissiper les doutes.

DE QUELQUES AUTRES MÉLANODERMIES CACHECTIQUES.

Il est certains autres états cachectiques, qui peuvent s'accompagner de teinte bronzée de la peau, comme

ceux qui surviennent dans la pellagre et dans l'albu-
minurie. On a même cité des cas de paralysie générale
offrant cette coloration.

OBSERVATION XII.

A. Régnard a rapporté (*Gazette hebdomadaire*, 1865), l'observation d'une femme de 36 ans, maigre, brune, grandè, qui
était atteinte d'une paralysie générale, à marche simple.

Entrée le 1ᵉʳ mai 1864, à la Salpêtrière, on s'aperçoit le 16
octobre, que le dos, le ventre, à partir du pubis, « offrent une
teinte bronzée extrêmement prononcée; même couleur aux
aisselles, à la partie interne des bras et des avant-bras.

Le 10 novembre, la teinte bronzée a diminué considérablement et a presque disparu sur le ventre; elle persiste au dos.

Vers le milieu de décembre, elle a reparu avec toute son
intensité; elle est surtout très-marquée au cou, où elle n'existait pas avant. La paralysie est arrivée à sa troisième période »

Je ne cherche pas à expliquer ce fait, et je me contente
de le mentionner.

Il n'est pas jusqu'aux syphilides pigmentaires qu'on
n'ait voulu rattacher à une cachexie syphilitique.

L'anémie, la chlorose, ont été aussi accusées d'amener
une coloration de la peau.

Assurément, chez de jeunes filles dont le teint est
généralement foncé, la chlorose peut donner lieu « à
une couleur sombre du visage (*Yellow bronzing*, Lay-
cock), qui ressemble de loin à la mélanodermie » (Ball,
Dict. Encyc. sc. méd); mais il nous est difficile d'admettre une confusion possible.

DE LA COLORATION ICTÉRIQUE.

Bien que l'ictère s'accompagne souvent de démangeaisons et de prurigo, la coloration des sclérotiques
qui restent toujours blanches dans les mélanodermies,

la couleur grise des fèces, la présence dans l'urine des matières colorantes de la bile, outre la teinte jaune plus ou moins franche dela peau, rendront le diagnostic facile.

Nous ne ferons que nommer l'ictère noir, sans rechercher si c'est à une maladie bronzée qu'Hippocrate avait affaire quand il a dit : « Qui apud Timenæ neptim decumbebat colore atro suffusus est; » (Liv. VI des *Epidémies*, édition de Foësius).

DE LA COLORATION DE LA PEAU PAR ABSORPTION
DES SELS D'ARGENT.

Swediaur semble avoir été le premier qui ait observé les teintes bronzées de la peau produites par l'absortion du nitrate d'argent.

«Un ministre protestant, dit-il, des environs de Hambourg, attaqué d'une obstruction du foie, prit sur le conseil d'un empirique, de la dissolution de nitrate d'argent. Ayant continué pendant plusieurs mois l'usage de ce remède, sa peau s'altéra insensiblement et devint enfin presque entièrement noire.» Depuis Rayer, on sait que la teinte est généralement plus prononcée à la face. Le plus souvent, elle est même localisée à la face et aux mains. Elle va diminuánt d'intensité après de longues années. Quoiqu'elle affecte très-fréquemment, un ton *bleu ardoisé*, la coloration peut être cuivreuse.

Le liséré métallique qui borde le collet des dents et les commémoratifs viendront d'ailleurs, faciliter le diagnostic.

DE LA COLORATION DE LA PEAU PAR ABSORPTION DES SELS D'ANILINE.

L'absorption des préparations d'aniline amène en même temps que des lipothymies, une coloration violacée des téguments. MM. A. Ollivier et G. Bergeron, ont démontré que cette coloration survient seulement par l'administration des sels d'aniline ; la base elle-même ne la produit pas; « cela tient à ce que, dans le sang, le sulfate d'aniline s'oxydant, colore le sérum en rouge violacé, et cette coloration, visible à travers le peu d'épaisseur des téguments, est une explication très-rationnelle de ce singulier phénomène (1). »

DE LA SCLÉRODERMIE.

Il est une maladie rare, la *sclérodermie*, qui s'accompagne aussi de changement dans la coloration de la peau.

Dans certains cas, la peau est décolorée, d'autres fois elle est pâle, jaunâtre ou grise, ou jaune, ou parsemée de taches rouges. « Mais la couleur la plus curieuse est certainement la coloration brune, que nous trouvons indiquée pour la première fois dans l'observation de M. Putégnat (2). »

Le pigment se trouve surtout accumulé à la base des papilles; souvent il pénètre dans les glandes séba-cées. Auspitz a vu des disques de pigment dans l'épaisseur des parois des capillaires, et débordant dans le tissu cellulaire voisin.

(1) Journal de physiologie de Brown-Séquard, juillet 1863, t. VI.
(2) Paul Horteloup, De la sclérodermie, thèse de Paris, 1865.

Les taches sont toujours symétriques; elles ouvrent quelquefois la marche de la maladie. Mais souvent cette affection débute par l'induration de la tête : « Il semble, dit M. Hillairet, que le malade ait une tête de bois. Lorsque la coloration de la peau doit s'altérer, c'est ordinairement au bout de huit à dix jours seulement que cela se produit, et on voit apparaître des taches bistres ou rouges, quelquefois même ce sont des taches vasculaires (1). »

Sur une malade de 17 ans, qui était à l'hôpital Saint-Louis en 1870 et 1871, salle Henri IV, n° 19, et à propos de laquelle M. Hillairet a fait une leçon récemment publiée (Annales de dermatologie), les taches étaient grises, noirâtres, comme sales, et de 4 centimètres environ de diamètre au poignet, de 9 centimètres de long sur 15 millimètres de large au pli du bras, linéaires au devant du cou.

On peut voir actuellement à l'hôpital Saint-Louis, toujours salle Henri IV, n° 31, dans le service de M. Hillairet, un autre cas bien curieux de sclérodermie colorée.

OBSERVATION XIII.

Catherine Dolizy, femme Mougne, née à Arlon, âgée de 34 ans, est entrée à l'hôpital le 25 juin 1872; elle n'a eu qu'un seul enfant, qui est actuellement âgé de 5 ans.

Comme antécédents pathologiques, elle ne trouve à citer qu'un érysipèle à la jambe droite, développé autour d'une plaie, à l'âge de 21 ans.

Pendant sa grossesse, elle n'a pas eu de masque. Elle s'aperçut qu'elle noircissait aussitôt après avoir sevré son enfant.

(1) Annales de dermatologie et de syphiligraphie, 3ᵉ année n° 5, 1872.

Elle prétend que la coloration anormale de la peau débuta par la jambe gauche autour d'une éruption localisée à cette jambe, qui démangeait fort et qu'elle grattait vigoureusement. Elle appelle dartre cette éruption ; les traces qu'on en voit encore se réduisent à 7 ou 8 cicatrices, situées près du bord antérieur du tibia et qui rappellent des cicatrices d'ecthyma.

Toujours bien réglée jusqu'à sa grossesse, elle ne revit ses menstrues que six mois après le sevrage de son enfant. Elle était alors à Metz ; son mari l'emmena à Ivry, vers le milieu de l'année 1870, et le siége les fit entrer presque immédiatement dans Paris. Dès ce moment, elle passa treize mois sans revoir ses règles, et depuis lors, quoiqu'elles apparaissent à leur époque, elles se réduisent à quelques gouttes de sang.

Elle ne s'est aperçue de l'induration de la peau que lorsque cette induration était très-manifeste, il y a environ un an et demi.

La sensibilité cutanée est normale ; la température ne paraît pas modifiée ; la face est d'un rouge vif et semble près de devenir le siége d'un eczéma ; le cou, dans la partie antérieure, est comme tachetée de petites plaques brunes confluentes, formant une large tache déchiquetée sur les bords et parsemée de points blancs, irréguliers, dépourvus de pigment. La peau du cou est vraiment *tigrée*. La nuque est indemne de coloration anormale ; elle est un peu rouge ; et, de même que la face et la partie antérieure du cou, elle est le siége depuis quelques jours de vives démangeaisons. La poitrine a sa coloration naturelle, la peau y est un peu dure sur les bords du sternum ; mais il y a quelques semaines toute la face antérieure de la poitrine avait la dureté du marbre. L'aréole ne présente pas une pigmentation exagérée. La peau de l'abdomen offre une teinte uniforme d'un jaune terreux, teinte qui s'arrête brusquement au niveau du pénil, par une limite horizontale rectiligne, qui va rejoindre le milieu des arcades crurales, et au-dessous de laquelle la peau est d'une blancheur remarquable. Au moment où j'ai découvert l'abdomen, la sueur perlait abondante sur la surface cutanée. Le dos, vers sa partie moyenne, possède une couleur uniformément jaunâtre, couleur qui va se fondre peu à peu avec les régions non colorées. Vers les lombes, sur les côtés de la colonne, se trouvent deux espaces allongés verticalement, à bords découpés et dépourvus de pigment. Les cuisses ont la coloration normale, sauf peut-être à leur face interne qui est un peu plus brune que les autres faces. Les régions pré-rotuliennes, puis la face dorsale des pieds, sont les seules parties des membres inférieurs qui soient nettement colorées en jaune fauve un peu terne.

Les membres supérieurs présentent vers le pli du coude une induration excessivement marquée ; l'extension complète est impossible; la peau y est très-fortement colorée en jaune brun sale, elle semble ridée longitudinalement, et la coloration est parcourue de lignes verticales non pigmentées; plus bas, la face postérieure de l'avant-bras et la face dorsale de la main sont indurées et colorées ; la paume de la main semble normale.

Cette malade a commencé d'avoir, il y a trois ans, des onyxis à tous les doigts de la main gauche, puis à tous ses orteils; ses doigts semblent raccourcis, quelques-uns ont perdu leurs ongles à plusieurs reprises. L'annulaire et l'auriculaire de la main droite sont ankylosés, comme par une arthrite déformante.

Les deux dernières phalanges de l'index de la main droite sont tombées il y a quinze jours par gangrène. Sur le médius de la main droite, on voit les traces d'un panaris (d'après les renseignements de la malade). Elle est soumise en ce moment à un traitement par les bains de vapeur. La maladie semble subir un temps d'arrêt.

Je dis un temps d'arrêt car, ainsi que M. Hillairet nous le fait remarquer, le sclérême des adultes ne guérit pas. Il y a des rémittences, mais suivies de rechutes.

Il me resterait, pour avoir passé en revue les diverses formes de mélanodermie, à parler des altérations pigmentaires de la peau, habituellement localisées.

Par cette seule considération qu'elles sont localisées, elle se distinguent si nettement de la mélanodermie sur laquelle nous avons voulu appeler l'attention, que quelques mots me suffiront.

DES SYPHILIDES PIGMENTAIRES.

Les *syphilides pigmentaires* décrites par M. le professeur Hardy, en 1853, pourraient seulement, par la teinte qu'elles présentent, rappeler la maladie d'Addison et les autres formes voisines de mélanodermies.

Mais leur apparition à la seconde période de la syphilis, leur disposition en taches irrégulières, d'un gris clair, « de la dimension d'une pièce de 50 centimes ou de 2 francs, semées sur une partie décolorée et plus blanche que le reste du corps, » leur siége presque constant autour du cou (ce qui leur a fait donner le nom de *collier de Vénus*), et les antécédents pathologiques les feront reconnaître.

La syphilis a, au nombre de ses manifestations, d'autres taches pigmentaires. Ce sont les macules que laissent après elles les diverses éruptions syphilitiques. Mais, par leur teinte qui rappelle, on le sait, celle du jambon fumé, elles sont caractéristiques.

ÉRYTHÈME PELLAGREUX.

Dans la pellagre, outre la mélanodermie générale reliée à la cachexie, qui peut se présenter quelquefois, il existe des symptômes cutanés très-remarquables.

La peau rougit d'abord, se tuméfie, démange, cuit, puis « l'épiderme durcit, prend un aspect rugueux et une teinte gris-sale ou brunâtre, se fendille en petites lamelles, et s'exfolie lentement en laissant à la peau une apparence lisse, unie, et une coloration rouge qui persiste assez longtemps. » (Tardieu, *loc. cit.*)

Chaque printemps voit se reproduire ces phénomènes

d'exacerbation, et, au bout d'un certain nombre d'années, la peau est sillonnée de rhagades. Elle est devenue si épaisse et si brune que les mains semblent recouvertes de gants.

Tels sont les phénomènes qui constituent l'érythème pellagreux.

ÉPHÉLIDES.

Si l'on s'en rapporte à l'étymologie, on ne devrait comprendre sous ce nom que les colorations de la peau qui surviennent sous l'influence solaire. Mais on a étendu cette dénomination à toutes les taches brunes, plus ou moins régulières et plus ou moins larges, occupant principalement les parties découvertes, la face, les mains, la poitrine, et qui ne s'accompagnent ni de desquamation, ni de démangeaisons. On a réuni à la fois sous le nom d'éphélides les taches de rousseur, le masque des femmes enceintes, les erythèmes solaires, les taches scorbutiques, etc.

On les a aussi appelées *éphélides hépatiques* « en attribuant, dit M. A. Cazenave, le plus souvent gratuitement, à l'action du foie, la teinte jaune que présente la peau ; je dis le plus souvent, parce que, s'il est constant que les éphélides proprement dites peuvent se développer, et se développent souvent sous une autre influence, il est vrai de dire que, dans beaucoup de cas, cette affection se manifeste chez des individus à prédominence évidente du tempérament bilieux (1). »

Nous croyons pouvoir rapprocher des éphélides cer-

(1) Dictionnaire en 30 volumes, art. Ephélides.

taines taches que l'on voit apparaître fréquemment
chez les vieillards, sur la face dorsale des mains, et
qui ont une forme arrondie et une couleur très-
foncée. Les anciens les appelaient *taches de la mort,*
quoiqu'elles « ne se rapportent à aucun état morbide.»
(Hardy.) M. Bazin les rattache à la nigritie.

Mais on appelle plus spécialement *éphélides* les
taches de la grossesse, dont nous allons dire un mot.

DES MÉLANODERMIES DANS LA GROSSESSE ET LA DYSMÉNORRHÉE.

A propos des crasses parasitaires, nous avons déjà
parlé du chloasma. Il nous reste à parler des éphélides des femmes enceintes et des colorations de la
peau qui coïncident avec des troubles menstruels.

Les caractères des éphélides des femmes enceintes
sont ceux des éphélides en général.

Elles siégent de préférence à la face ; mais, de plus,
le pigment se porte en abondance au mamelon et à la
ligne blanche. Les contours plus ou moins irréguliers
du masque sont d'autant plus tranchés que la peau
qui environne les points pigmentés est décolorée. Il
semble que le pigment n'a subi qu'un simple dépla-
cement.

Ces éphélides apparaissent surtout à partir du quatrième ou du cinquième mois de la grossesse ; elles
vont en augmentant d'intensité et d'étendue jusqu'à
l'accouchement.

Tandis que les autres variétés d'éphélides persistent
souvent indéfiniment, celles de la grossesse s'effacent
habituellement dans les premières semaines qui sui-

vent la délivrance. Quelquefois, cependant, on les a vu rester indélébiles (V. p. 57 et suiv. la note de M. Gueneau de Mussy).

La nigritie partielle semble n'être qu'une éphélide à un degré de coloration bien plus foncé. Ces deux espèces de taches pigmentaires peuvent exister, du reste, chez une même femme enceinte.

Le Dr O. Jeannin, après Rayer, attribue à la suppression des règles l'accumulation du pigment dans les éphélides.

L'hématine, en excès, se transformerait en pigment qui viendrait s'accumuler sous la peau.

On peut alors rapprocher de ces pigmentations aménorrhéiques, les douze observations publiées par le professeur Banks, de Dublin (1); elles montrent une liaison évidente entre l'excrétion pigmentaire et la dysménorrhée. Toutes ses observations se rapportent à des jeunes personnes de 15 à 23 ans.

A. Lyons, quelques jours après la publication du travail de Banks, produisait à son tour (2) une curieuse observation d'excrétion de pigment à la surface de la peau, non plus chez une jeune fille, mais bien chez une femme de 57 ans, qui était arrivée, depuis trois ans, à sa ménopause.

DE QUELQUES AUTRES COLORATIONS ANORMALES.

Est-il besoin d'insister sur le hâle produit par le vent, le soleil, l'air de la mer ou celui des côtes ? sur les éphélides ignéales, ces taches jaunâtres ou viola-

(1) Dublin-Quarterly journal of medicine, mai 1858.
(2) Dublin Hospital Gazette, mai 1858,

cées, souvent allongées suivant le trajet des veines, et qui se développent sur certaines régions longtemps exposées à un foyer en ignition (chaufferettes, feux de forge, etc.)? sur une coloration de la peau qui persiste quelquefois après les éruptions morbilleuses (Grisolle)? sur le melasma qui, pour Rayer et M. Bazin, est une coloration noirâtre, accidentelle et passagère de la peau, « occupant une ou plusieurs parties du corps et presque toujours suivie d'une desquamation furfuracée?» sur la carate, enfin, qui est un melasma à nuances très-diverses, endémique dans le Nord-Amérique et la Nouvelle-Grenade?

Les caractères de ces mélanodermies sont assez nets, pour qu'on les reconnaisse sans difficulté.

PSEUDO-MÉLANODERMIES.

Je me contenterai de nommer le purpura, les taches scorbutiques, les taches bleues, la chromhydrose, la cyanopathie (de Billard, d'Angers), persuadé qu'il est toujours facile d'éviter la confusion entre ces colorations accidentelles et les mélanodermies vraies.

Il en sera de même pour la coloration noire que présente le corps des malades atteints d'intoxication saturnine, quand ils ont pris des bains sulfureux.

COLORATIONS PROFESSIONNELLES.

Il est des professions qui peuvent se reconnaître par la couleur de la peau.

Ainsi, les ouvriers qui travaillent le cuivre sont tellement imprégnés de ce métal, que M. Tardieu a découvert sa présence dans les cheveux, dans les croûtes épidermiques, etc.

Lorsqu'il s'est accumulé dans ces parties, il leur communique une teinte verte caractéristique et indélébile.

Une brunisseuse de 78 ans, que j'ai vue à la Charité-Annexe, présentait à la face, au cou, aux mains et aux avant-bras, un pointillé gris-bleuâtre constitué par des particules d'argent métallique incrustées à la longue dans l'épiderme.

Les teinturiers ont aux mains des gerçures qui finissent par garder la teinte des couleurs touchées ; c'est un vrai tatouage.

J'ai eu l'occasion de voir, dans les hôpitaux, un exemple bien curieux de ces colorations artificielles. C'était un homme qui courait les foires et y jouait le rôle de nègre anthropophage.

A force d'avoir été cirée et vernie la peau avait pris une teinte foncée permanente, si bien qu'on crut d'abord à une maladie d'Addison.

Je viens de passer én revue à peu près toutes les formes sous-lesquelles le symptôme mélanodermie se présente, et j'ai indiqué les caractères qui les distinguent les unes des autres.

Il me resterait à parler des mélanodermies congénitales ; mais leur mode de développement pendant la vie intra-utérine suffit à les séparer si nettement des mélanodermies acquises, que je me crois dispensé d'ajouter de nouveaux détails à ceux que j'ai déjà donnés (Voir le chapitre II).

CHAPITRE V.

Anatomie pathologique.— «Que dire au point de vue de l'anatomie pathologique des maladies chromateuses, aujourd'hui que la matière colorante de la peau n'est considérée que comme un produit d'une exhalation des capillaires de la surface du derme?

Pourquoi cette matière colorante s'accumule-t-elle sur des points et des surfaces variables de la peau pour y former des taches circonscrites, tantôt d'un jaune verdâtre, comme dans les tâches *hépatiques* et le *pityriasis versicolor*; tantôt noirâtres, comme dans la *pityriasis nigra*?

Et puis pourquoi, dans d'autres cas, cette décoloration complète de la peau (achromie, vitiligo), qui dans les 99/100es des cas est accompagnée d'un cercle de matières vertes ou brunâtre très foncé autour de la décoloration de la peau, et décroissant d'intensité au fur et à mesure que l'on s'en éloigne?

Plus tard, cette sorte d'accumulation d'une matière colorante, que l'on peut dire anormale, va prendre accidentellement un caractère aigu, amener des démangeaisons, produire un état furfuracé de la peau, et, suivant certains micrographes, développer des parasites végétaux.

Tout cela est encore bien vague au point de vue de l'anatomie pathologique : bornons-nous donc à enregistrer les faits sans pénétrer plus avant, dans la crainte d'entrer dans de vicieux errements. »

Ainsi s'exprime M. Devergie, dans son Traité des maladies de la peau, et par ces paroles, il nous dicte notre conduite. Aussi, vais-je me contenter, d'indiquer rapidement les faits acquis à la science.

Dans les mélanodermies, la pigmentation a son siége dans le réseau muqueux de Malpighi ; les granulations y sont en plus grand nombre qu'à l'état normal ; elles peuvent y être plus foncées.

Dans les mélanodermies les plus accusées, la couche cornée de l'épiderme est aussi quelque fois pigmentée.

C'est ce qu'on observe dans la maladie d'Addison, pour les régions les plus foncées, à la face et aux mains, et même, très-rarement, il est vrai, sur toute la surface du corps.

Trois ou quatre fois, on a signalé du pigment dans les couches les plus superficielles du derme.

Wyatt a même rapporté un cas de maladie d'Addison, où on a trouvé du pigment jusque dans le tissu cellulaire sous-cutané.

Dans la mélanodermie tuberculeuse, Jeannin a étudié la disposition du pigment sur quatre sujets dont la coloration était limitée à la surface ; il a constaté que la couche cornée a perdu de sa transparence, que les diverses couches du réseau muqueux de Malpighi, mais surtout la rangé des cellules verticales, sont comme imbibées de pigment et que le derme et le tissus cellulaire sous-cutané en sont dépourvus, mais paraissent moins blancs que de coutume. « Il n'y a pas de pigment dans le tissu des papilles ; mais la matière colorante suit jusqu'au bulbe la gaîne des poils et s'enfonce profondément avec les canaux excréteurs des glandes cutanées » (1).

Dans un cas où la mélanodermie était généralisée, le Dr Tripier a vu les granulations moins régulièrement distribuées, et souvent en amas.

Dans la mélanodermie phthiriasique, les cellules les plus superficielles paraissent être pigmentées, car un grattage énergique laisse une trace beaucoup plus pâle que les parties voisines.

Dans les mélanodermies à parasites végétaux, le *microsporon furfur* siégerait, d'après M. Bazin, dans le corps de Malpighi ; d'après Küchenmeister et Amable Beauregard (Th. de Strasbourg, 1868), il siégerait au contraire dans la couche cornée, tandis que le champignon du favus préfère toujours les couches profondes de l'épiderme, ce qui, d'après ces derniers expliquerait chez les enfants, la rareté du pityriasis et la fréquence de la teigne faveuse.

Le pigment semble aussi localisé dans les couches profondes ; les *furfures* seraient colorées principalement par le parasite. Quant aux variations diurnes et saisonnières du pityriasis versicolor, on n'en saurait encore donner la raison anatomique.

Je rappellerai ici la mélanodermie à parasite spécial décrite par le professeur Marowsky (v. p. 52 et suiv.)

La nature du pigment dans les mélanodermies paraît être la même que dans l'état physiologique. Il n'y aurait qu'une altération de quantité.

(1) M. Georges Pouchet avait déjà constaté, en 1864, que, dans les mélanodermies cachectiques, les glandes sudoripares sont altérées dans une certaine mesure (thèse de Paris).

Cependant, le Dr Jeannin a trouvé que, chez les tuberculeux, les caractères de la *mélanine* diffèrent notablement des caractères normaux que lui attribue M. Ch. Robin.

« Presque toutes les fois, dit M. Jeannin, qu'un réactif a une action marquée d'un côté ; de l'autre côté, on arrive à un résultat discordant.»(Th. de Paris, 1869.)

Le sang, dans la maladie d'Addison, paraît être plus diffluent, et Buhl a constaté une diminution de la fibrine. La proportion des leucocytes, augmentée d'après Addison, serait amoindrie, au contraire, d'après Greenhow. Les globules rouges sont aussi nombreux, et quelquefois plus nombreux que d'habitude (Grenhow).

Le sang charrie quelquefois du pigment; il y aurait alors mélanémie en même temps que maladie d'Addison.

Chez les tuberculeux atteints de mélanodermie, le sang a paru à M. Jeannin être à peu près physiologique.

Dans les mélanodermies de cause externe, parasitaires ou non, on n'a jamais signalé rien de spécial dans la composition du sang.

Très-souvent dans la maladie d'Addison, les capsules surrénales sont altérées; le grand sympathique et les ganglions lymphatiques abdominaux, depuis que l'attention a été éveillée sur les lésions possibles de ces organes dans la cachexie bronzée, ont été trouvés fréquemment lésés.

La rate, le foie, sont souvent hypertrophiés et malades dans la mélanémie et dans la cachexie paludéenne.

Fabre.   7

L'intégrité des capsules surrénales, chez les phthi-siques pigmentés est habituelle, « tandis que la rate et les ganglions lymphatiques sont souvent malades. » (Jeannin.)

La muqueuse buccale est très souvent pigmentée dans la maladie d'Addison. La muqueuse des bronches, celle de l'intestin, la muqueuse des organes génitaux, sont aussi quelquefois parsemées de taches bleuâtres.

Dans les autres variétés de la mélanodermie, sauf dans la mélanodermie décrite par M. A. Fauvel, la-quelle s'accompagnait de pigmentation des lèvres, de la muqueuse buccale, et d'une teinte livide du pha-rynx, du voile du palais et des piliers, il n'y a pas de pigmentation des muqueuses.

Physiologie pathologique. — On le voit, dans la plu-part de ces formes de mélanodermie, les lésions sont jusqu'ici impuissantes à nous rendre compte de ce symptôme.

Quelle force inconnue pousse le pigment à venir s'accumuler sous l'épiderme dans la maladie d'Addi-son?

Nous ne savons même pas si la multiplication du pigment s'opère sur place, ou s'il arrive en abondance par une voie inconnue.

Et en admettant que cette hypersécrétion pigmen-taire ne puisse être attribuée à une altération préala-ble du sang (Jaccoud), où les cellules pigmentaires du du réseau de Malpighi, puisent-elles les éléments de cette puissance fécondante ?

M. Jaccoud invoque les nerfs vaso-moteurs et leur influence dans les actes sécrétoires, et il s'appuie sur le fait de l'abaissement de la température constaté chez quelques malades.

M. Virchow en appelle à l'activité métabolique des cellules, et il préfère croire à une double origine du pigment: d'un côté, il naîtrait dans les cellules mêmes qui doivent le garder: il est autochtone; de l'autre il provient de la matière colorante du sang qui pénètre dans les cellules, où elle se transforme ultérieurement en pigment.

N'ayant ni l'autorité, ni la science suffisantes pour me risquer à la découverte de ces inconnues, je me contente d'attendre de l'avenir la solution de ces problèmes, cherchant pour le présent à analyser le phénomène en ce qu'il a de visible, sans oser en poursuila cause première.

Deux influences semblent être capables de produire une suractivité dans la fonction pigmentaire. L'une s'exerce de dehors en dedans, par une excitation directe et plus ou moins immédiate des cellules épidermiques; l'autre, en sens inverse, agit par un trouble dans les fonctions des nerfs qui président à la formation et à l'accumulation du pigment *cutané*, ou peut-être aussi, dans certains cas, par l'intermédiaire d'un sang chargé de pigment.

Les parasites végétaux, l'application de topiques irritants (vésicatoires ou autres emplâtres), l'action de certaines lésions cutanées, soit blessures, soit eczéma, l'action des ongles dans le grattage, ou celle de la chaleur, comme dans les éphélides ignéales, ou celle encore de la lumière solaire ou du vent, comme dans le hâle, peuvent amener une accumulation pigmentaire

par le premier mécanisme, par une excitation périphérique.

Dans la maladie d'Addison, au contraire, dans la mélanodermie cachectique, et aussi dans la mélanémie,
c'est à une excitation de cause plus centrale que l'on
doit attribuer l'hypergénèse de l'élément pigmentaire.

Si je ne craignais les raisonnements *à priori,* peut-
être me hasarderais-je plus facilement à proposer une
explication du mécanisme de l'accumulation du pigment?

En tout cas, si je ne me trompe, je pourrai me con-
soler en répétant avec Bacon : *Ex errore citius emer-
git veritas quam ex confusione.* J'aurai posé la question
et peut-être du moins obtiendrai-je pour elle une réponse plus rapide.

De quelle façon agissent sur l'épiderme ces influences
externes, de nature si diverse, qui viennent d'être énu-
mérées? — Il semble que toute la surface de l'épiderme, subissant l'atteinte de ces excitations, doive
vivre d'une vie plus rapide; les cellules du réseau de
Malpighi doivent se multiplier, la circulation cutanée
s'activant. L'épiderme augmente en épaisseur; il devient plus rugueux, comme celui d'un habitant des
villes qui va passer l'été sur les bords de la mer. Les
couches profondes de l'épiderme deviennent plus rapidement superficielles; elles n'ont plus le temps de
perdre tout leur pigment.

Pourquoi ne serait-ce pas aussi à une suractivité
dans le renouvellement des cellules épidermiques que
la peau devrait sa coloration exagérée dans les cas de
mélanodermie phthiriasique?

La présence des poux, les démangeaisons, le frottement augmenteraient la prolifération des cellules, par

excitation nerveuse périphérique, et le *grattage*, viendrait hâter la progression et la chute des cellules épidermiques, de telle sorte que les couches profondes et moyennes seraient encore pigmentées quand elles formeraient déjà la couche cornée.

Un vésicatoire agirait d'une façon analogue, plus rapidement, plus radicalement même ; car, en un jour, il enlève toute la couche cornée de l'épiderme, en même temps qu'il excite directement les couches les plus profondes qui, dès lors, se hâtent de proliférer, afin de combler le vide ; mais cette excitation, pour produire son œuvre, a besoin d'éléments ; le sang, la lymphe les lui apportent, et l'excitation d'un moment peut ainsi, par voie de propagation, se maintenir pendant longtemps.

Érasmus Wilson et Barlow ont tous deux appelé l'attention sur l'influence des nerfs périphériques dans l'hyperémie pigmentaire.

« Barlow a observé un homme qui, après avoir ressenti pendant une année des douleurs prurigineuses sur la presque totalité de la surface cutanée, devint peu à peu brun comme un mulâtre. Il ne présentait, du reste, aucun autre symptôme de la maladie d'Addisson. Dans un autre cas, qui est rapporté dans *les Annales médicales de l'Inde*, il s'agit d'une anesthésie persistante de la 5e paire ; au bout d'un certain temps, le pigment avait disparu dans toutes les parties innervées par le rameau frontal ; puis la guérison eut lieu, et la coloration normale reparut peu après la sensibilité (1). »

(1) Nouv. Dict. de médecine et de chirurgie prat., art. Maladie bronzée.

Dans les mélanodermies de cause interne, le mécanisme doit être plus compliqué. Ici, il faut admettre, ou un apport par le sang d'éléments pigmentaires plus abondants, ou une excitation à proliférer exercée par les nerfs trophiques sur les cellules pigmentées. C'est cette dernière hypothèse qui semble la plus vraisemblable.

L'épiderme peut n'être pas aussi activement sollicité à se renouveler qu'il l'est dans les mélanodermies de cause externe.

Ainsi s'expliquerait-on, dans la maladie d'Addison, l'absence de pigment dans les couches superficielles de l'épiderme.

Peut-être aussi me sera-t-il permis de faire remarquer le fait presque constant de lésions abdominales dans les cas de mélanodermies de cause interne? Ce n'est pas que je veuille faire intervenir l'altération des capsules surrénales; cette question n'est pas encore assez élucidée pour qu'on puisse se permettre d'affirmer ou de nier l'influence de ces organes; je n'invoquerai pas davantage les lésions des ganglions semilunaires ou des ganglions lymphatiques, ni celles de la rate, pas plus que celles du foie. Mais dans presque tous les cas de mélanodermie de cause interne, on peut constater une influence intra-abdominale. Il n'est pas jusqu'aux éphélides de la grossesse que l'on ne puisse attribuer à une compression exercée peut être sur l'organe ou les organes *chromatogènes*.

M. Parrot a cherché (*Gazette hebdomadaire*, 1869), à rattacher à des troubles nerveux certains masques apparus complétement en dehors de la grossesse sur des femmes atteintes de nervosisme. Cette coloration des téguments coïncidait avec des névralgies diverses : hystéralgies, gastralgies, etc. On peut, à ce propos, se rappeler que, parmi les cas de chromhydrose recueillis par M. Le Roy de Méricourt, beaucoup se rapportent à des femmes atteintes de névralgie.

Étiologie. — Les causes des mélanodermies congénitales sont à peu près complétement inconnues, et nous nous garderons de rechercher la part que les influences morales exercent sur le développement des *nœvi materni.*

Quant aux influences qui peuvent concourir à la production des mélanodermies acquises, elles doivent, on le pressent, les faire diviser en deux grandes classes :

Les mélanodermies de cause externe, et les mélanodermies de cause interne.

I. Les mélanodermies de cause externe peuvent être dues :

1° Au contact immédiat de certaines substances, telles que les vésicatoires et autres emplâtres irritants; à des affections cutanées, telles que le prurigo, le lichen, l'eczéma, le strophulus, à des plaies superficielles.

2° Au séjour sur la peau de parasites, soit végétaux : *microsporon furfur, cryptococcus Addisonii;* soit animaux : *pediculus corporis, pediculus pubis, pediculus tabescentium.*

3° A l'action plus éloignée de la lumière solaire, de foyers incandescents, agissant, non par brûlure, mais par le rayonnement du calorique.

L'action du soleil, longtemps continuée, détermine une des formes du hâle.

La rougeur érythémateuse, périodique chez les pellagreux, est attribuée aussi à l'influence solaire.

Quand l'insolation est modérée, elle se traduit par des éphélides « qui se développent particulièrement chez les enfants, les femmes, les personnes blondes. »

Quand l'action du soleil est plus intense et subite, elle produit l'*érythème* solaire qui, d'après M. Bazin, est une véritable brûlure au premier degré.

En effet, « la radiation lumineuse est seule en jeu dans les résultats de la coloration cutanée, et les nuances qui caractérisent les différents peuples du globe, traduisent les intensités de la lumière des pays habités par eux. La chaleur produit l'hyperémie de la peau, mais n'influe pas sur la formation du pigment; les chauffeurs de nos bâteaux à vapeur, par exemple, ne contractent pas le hâle. » (Léon Grimaud, *l'insolation et la chaleur solaire*, thèse de Paris, 1872).

II. Les mélanodermies de cause interne peuvent être dues : 1° à un état physiologique : la grossesse;

2° A un état pathologique : les cachexies, telles que la cachexie tuberculeuse, la cachexie cancéreuse, la cachexie scrofuleuse, la cachexie paludéenne et les autres états de profonde débilitation;

3° Elles peuvent être d'origine médicamenteuse ou toxique; je veux parler des colorations produites par l'absorption des sels d'argent et des sels d'aniline.

Les femmes semblent plus prédisposées que les hommes à certaines mélanodermies. Sans parler du rôle de la grossesse, on peut reconnaître une influence

aux troubles de la menstruation. Certaines mélanodermies qui surviennent à la suite de violentes émo-
tions, comme la nigritie, seront plus fréquentes chez la
femme que chez l'homme. Enfin, la plus grande *finesse*
de la peau facilitera chez la femme l'action des influences extérieures, celle du soleil, comme celle du vent,
celle des topiques irritants comme celle des parasites.

La maladie d'Addison est, en revanche, beaucoup
plus fréquente chez l'homme que chez la femme, dans
le rapport de 5 à 3, suivant Jaccoud; de 16 à 9, suivant Averbeck; et de 3 à 1, d'après Greenhow.

La couleur de la peau, d'ailleurs, ainsi que nous
l'apprend Hippocrate, « n'est constante, ni dans les
saisons, ni dans les constitutions qu'amènent les vents
du Nord ou du Midi, ni dans les âges de la vie, ni
chez les individus comparés avec eux-mêmes ou avec
les autres. Il faut donc, à cet égard, se référer aux
causes que nous savons y produire constamment des
changements et observer que l'âge même prend quelque chose des saisons, quant à la couleur et à la manière d'être.» (Hippocrate, *Livre des humeurs*, ch. VII.)

La mélanodermie phthiriasique semblerait se développer plutôt chez les vieillards que chez les jeunes
gens. Et, en effet, outre que, dans un âge avancé, on
se laisse aller plus facilement à négliger les soins de
propreté, la vieillesse prédispose aux affections prurigineuses de toute nature.

La maladie d'Addison et la plupart des autres mélanodermies cachectiques sévissent surtout à la période
moyenne de la vie.

Il est une forme de nigritie qui survient presque
exclusivement sur les vieillards : les taches de la mort.

Le printemps réveille l'érythème pellagreux; il augmente ou fait naître la phthiriase. Pendant l'hiver, les plaques du pityriasis versicolor et du pityriasis nigra pâlissent, puis elles redeviennent foncées pendant l'été.

Pronostic. — Très-grave dans toutes les formes de mélanodermies cachectiques, le pronostic est constamment bénin *quoad mortem* dans les autres formes; mais il est un grand nombre de colorations de la peau qui sont indélébiles.

Le masque de la grossesse persiste quelquefois indéfiniment.

La nigritie, la teinte ardoisée du nitrate d'argent persistent toujours.

Les mélanodermies parasitaires, au contraire, cèdent assez facilement à un traitement parasiticide.

Quant au hâle des marins, à celui des habitants de la campagne, aux éphélides ignéales, la suppression de la cause suffit au bout d'un temps plus ou moins long à les faire disparaître, ou du moins à diminuer notablement l'intensité de leur coloration.

Traitement. — Stoll disait : « Je voudrais pouvoir réduire une maladie à ses formes les plus élémentaires, pour que cette analyse me suggérât des idées lumineuses et favorables à sa guérison. (*Ut inde ideœ nascantur illustres et directrices, quœ medicinam tuto regunt*). »

On pourrait réaliser le vœu de Stoll en divisant les diverses formes de mélanodermies, au point de vue du traitement, en deux vastes groupes tirés de l'indication causale :

1° Les mélanodermies liées à une *excitation locale;*

2° Les mélanodermies liées à un *état général*, à un trouble profond dans la nutrition des tissus.

Pour le premier groupe, la principale indication, c'est toujours de supprimer la cause.

Aussi, dans les cas de parasites végétaux, faudrait-t-il commencer par les tuer, après avoir toutefois attendu que les symptômes d'irritation cutanée, s'il en existe, aient été calmés par les émollients. Les pommades ou lotions avec le sublimé corrosif, les pommades au soufre sublimé, au camphre, au goudron, tueront les parasites. Dès le début, quelques bains amidonnés ou alcalins, suivant les cas, puis les bains au sublimé corrosif, les bains sulfureux, aideront l'action du topique.

La mélanodermie phthiriasique doit être attaquée avec bien plus d'empressement que les formes précédentes, car on sait combien sont parfois tenaces et avec quelle rapidité se multiplient les poux.

Ambroisé Paré semble effrayé des ravages dont ils sont capables dans son xx⁰ livre, chapitre IV.

« Plusieurs personnes, dit-il, en ont été travaillées et ont perdu la vie, comme Hérode, roi de Judée, Sylla, dictateur de Rome ; le poète Alcman ; Acactus, fils de Pélias ; Phérécidès, théologien ; Callisthènes, Olynthien ; Mutius, jurisconsulte ; Cunus, enfin Antiochus. »

Nous n'en sommes pas à redouter les poux autant que le faisait Ambroise Paré, qui admet, d'ailleurs, sur le témoignage de Pline, que les poux se peuvent engendrer par toutes les parties de notre corps, même dans la masse du sang. Cependant, il faut se hâter, par les fumigations cinabrées et par les bains sulfureux ou au sublimé, précédés, s'il y a un prurigo très-vif, de quelques bains amidonnés, de délivrer le corps des malades de leurs hôtes malfaisants.

Un traitement tonique par le quinquina, le fer, les vins généreux, sera le complément nécessaire du traitement local, dans les cas fréquents où, à la suite de la misère, un affaiblissement considérable sera venu faciliter ou augmenter le développement des poux.

Les éphélides, nous l'avons déjà dit, sont souvent indélébiles. Les remèdes internes sont sans influence. Avec des lotions ou mieux des douches d'une solution de borate ou de sous-carbonate de soude, M. Hardy conseille les bains sulfureux, les eaux de Barèges, et les onctions avec une pommade à l'acide nitrique :

Axonge, 30 gr. ; acide nitrique, 1 gr.

Mais le moyen le moins infidèle serait de faire des lotions avec la solution suivante :

Eau distillée, 200 gr. ; sublimé, 1 gr. ; sulfate de zinc et acétate de plomb, ãã 2 gr. ; alcool, q. s.

Employé seul, ou coupé d'eau chaude, suivant les susceptibilités de la peau, ce composé détermine d'abord un peu de rougeur et une légère desquamation. La disparition, du reste, se fait quelquefois longtemps attendre, et souvent même les taches reparaissent lorsqu'on supprime le traitement (Hardy).

Les mélanodermies cachectiques ayant, en général, une même terminaison, qui se confond avec la terminaison de la maladie primitive, on ne pourra leur appliquer qu'un traitement palliatif, le même pour toutes.

On donnera les toniques sous toutes les formes, en même temps qu'on s'occupera de combattre les symptômes divers qui viennent compliquer ces états morbides.

CONCLUSION.

Comme conclusion à ce travail, on peut formuler les propositions suivantes :

La mélanodermie est caractérisée par une augmentation circonscrite ou diffuse dans la pigmentation normale de la peau.

Quand la mélanodermie est congénitale, elle n'est liée à aucun état morbide ; elle est *essentielle*.

La mélanodermie acquise est, au contraire, presque toujours *symptomatique*.

Les mélanodermies acquises, *de cause interne*, peuvent dépendre, soit d'un trouble général de la nutrition (cachexies) ; soit d'une lésion centrale encore mal définie et mal localisée (altérations des capsules surrénales, du grand sympathique abdominal, des ganglions lymphatiques abdominaux, etc.). — Elles peuvent être aussi *sympathiques* de la grossesse.

Les mélanodermies acquises, *de cause externe*, sont dues à une excitation, qui est tantôt mécanique (influence des vents sur la production du hâle, action du frottement dans les cas de lichen et de prurigo) ; tantôt vitale (action des vésicatoires, névralgies) ; d'autres fois physique (influence de la radiation lumineuse dans le hâle solaire, de la radiation du calorique dans les éphélides ignéales .

Il existe une mélanodermie occasionnée par la présence prolongée des parasites animaux sur la surface cutanée.

Une teinte bronzée, diffuse, plus accusée sur les régions du corps qui sont à l'abri de la lumière et des frottements, presque toujours un prurigo concomitant, souvent des excoriations épidermiques, et toujours des poux en grand nombre, sinou actuellement, au moins dans un passé récent : tels sont les principaux caractères de la mélanodermie phthiriasique.

Elle diffère des mélanodermies de cause interne, en ce qu'elle est compatible avec la santé ; que ni la face ni les mains, non plus que les muqueuses ne sont envahies par la pigmentation, et qu'elle tend à disparaître dès que les parasites sont détruits.

Elle se distingue aussi très-nettement des autres mélanodermies de cause externe : par son siége, elle diffère du hâle et des éphélides, qui sont marqués surtout aux parties découvertes ; par sa diffusion, elle diffère du pityriasis et des autres mélanodermies à parasites végétaux, qui sont plus localisées, bien limitées, et siégent indifféremment aux parties cachées ou exposées à la lumière ; par sa diffusion encore, elle se distingue des diverses formes de mélanodermies circonscrites.

La mélanodermie phthiriasique commence à pâlir dès que les poux ont disparu. — Aussi les fumigations cinabrées et les bains sulfureux, qui suppriment la cause, sont-ils le traitement le plus efficace de cette mélanodermie.

TABLE DES MATIÈRES

A. Parent. imprimeur de la Faculté de Médecine, rue Mr-le-Prince, 31.

9 782019 971595